LINCHUANG HULI LILUN YU SHIJIAN

临床护理理论与实践

◎ 主编 仇连美 杨 洋 赵 芳 王 琦

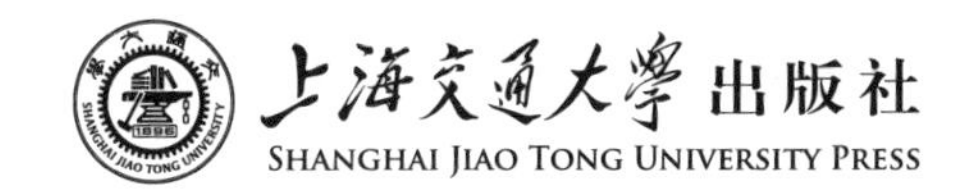
上海交通大学出版社
SHANGHAI JIAO TONG UNIVERSITY PRESS

内容提要

本书从临床护理实践出发，先介绍了生命体征的观察与护理；后围绕临床各科室，分别对心血管内科、呼吸内科、心胸外科等常见疾病的护理进行了详细论述，针对每种疾病简单概述了其病因、发病机制、临床表现、辅助检查、鉴别诊断等知识，而着重讲解了临床常见病的一般护理常规、具体护理措施等。本书可作为护理工作者科学、规范、合理进行临床护理的参考用书。

图书在版编目（CIP）数据

临床护理理论与实践 / 仇连美等主编. --上海 ：上海交通大学出版社，2023.10

ISBN 978-7-313-29005-2

Ⅰ. ①临… Ⅱ. ①仇… Ⅲ. ①护理学 Ⅳ. ①R47

中国国家版本馆CIP数据核字（2023）第120578号

临床护理理论与实践

LINCHUANG HULI LILUN YU SHIJIAN

主　　编：仇连美　杨　洋　赵　芳　王　琦

出版发行：上海交通大学出版社

地　　址：上海市番禺路951号

邮政编码：200030

电　　话：021-64071208

印　　制：广东虎彩云印刷有限公司

经　　销：全国新华书店

开　　本：710mm×1000mm 1/16

印　　张：11.5

字　　数：200千字

插　　页：2

版　　次：2023年10月第1版

印　　次：2023年10月第1次印刷

书　　号：ISBN 978-7-313-29005-2

定　　价：198.00元

编委会

主　编

仇连美　杨　洋　赵　芳　王　琦

副主编

李　芳　刘凤梅　马祎祎　崔　伟

编　委（按姓氏笔画排序）

马祎祎（湖北医药学院附属人民医院）

王　琦（山东省枣庄市山亭区桑村镇中心卫生院）

仇连美（山东省泰安市中心血站）

田　敏（山东省桓台县人民医院）

史淑倩（山东省栖霞市人民医院）

刘凤梅（河北省胸科医院）

李　芳（山东省菏泽市第二人民医院）

杨　洋（山东省聊城市眼科医院
山东省聊城市第五人民医院）

陈　玲（湖北医药学院附属人民医院）

陈凡凡（湖北省荆楚理工学院附属中心医院
湖北省荆门市第二人民医院）

陈群秀（湖北医药学院附属人民医院）

赵　芳（山东省戴庄医院）

赵丽丹（湖北省荆楚理工学院附属中心医院
湖北省荆门市第二人民医院）

崔　伟（河北省胸科医院）

前 言

护理的工作主要是在临床科室中协助医师诊疗、救治患者生命，共同促进患者康复，在医疗卫生事业的发展中有着不可替代的作用。当代医疗水平的不断提高，必然带动护理技术的提高，以及人民群众多样化、多层次的健康服务需求，都对护理工作人员的服务能力和临床护理实践提出更高的要求。同时随着科室划分的不断精细，临床护理理论在实践中得到不断更新，各个科室的护理要求也呈现出各具特色的护理程序。由此临床上出现了各种护理参考书，但是内容不统一。为了普及和更新基础护理学的知识，进一步满足护理相关专业人员的临床需要，帮助广大临床护理工作人员在工作中更好地认识、了解相关疾病，从而正确进行护理诊断和提供相应的护理措施，并最终提高临床常见疾病和多发疾病的治愈率，我们编写了《临床护理理论与实践》一书，希望对护理工作人员、护理教育人员有所帮助。

本书从临床护理实践出发，先介绍了生命体征的观察与护理；后围绕临床各科室，分别对心血管内科、呼吸内科、心胸外科等常见疾病的护理进行了详细论述，针对每种疾病简单概述了其病因、发病机制、临床表现、辅助检查、鉴别诊断等知识，而着重讲解了临床常见病的一般护理常规、具体护理措施等。本书资料翔实，结构合理，体系完整，内容充实，结合实例，联系实际，凸显重点，前后呼应，注重科学性和实用性的统一，并尽可能将国内外护理学的新进展、新技能、新成果提供给读者，力求让护理工作人员及基层医务人员在临床工作中可以通过查阅本书解决实际问题。

本书在编写过程中参考了许多专业书籍和文献，尽管编者付出了很大的努力，但由于知识水平有限，难免有不足、疏漏及错谬之处，希望读者及专家同道予以指正。

《临床护理理论与实践》编委会

2022年12月

目录

第一章
生命体征的观察与护理

第一节 体　温

人体内部的温度称为体温。体温主要由三大营养物质糖、脂肪、蛋白质的氧化分解产生能量而维持相对恒定。氧化分解产生的能量50%以上迅速转化为热能，50%贮存于三磷酸腺苷内，供机体利用，最终仍转化为热能散发到体外。正常人体的温度是由大脑皮质和丘脑下部体温调节中枢所调节(下丘脑前区为散热中枢，下丘脑后区为产热中枢)，并通过神经、体液因素调节产热和散热过程，保持产热与散热的动态平衡，所以正常人有相对恒定的体温。

一、正常体温及生理性变化

(一)正常体温

通常说的体温是指机体内部的温度，即胸腔、腹腔、中枢神经的温度，又称体核温度，较高且稳定。皮肤温度称体表温度。临床上通常用测量口温、肛温、腋温来衡量体温。在这3个部位测得的温度接近身体内部的温度，且测量较为方便。3个部位测得的温度略有不同，口腔温度居中，直肠温度较高，腋下温度较低。同时在3个部位进行测量，其温度差一般不超过去1 ℃。这是由于血液在不断地流动，将热量很快地由温度较高处带往温度较低处，因而机体各部的温度一般差异不大。

体温的正常值不是一个具体的点，而是一个范围。机体各部位由于代谢率的不同，温度略有差异，常以口腔、直肠、腋窝的温度为标准，个体体温可以较正常的平均温度增减0.3～0.6 ℃，健康成人的平均温度波动范围见表1-1。

表 1-1　健康成人不同部位温度的波动范围

部位	波动范围
口腔	36.2～37.2 ℃
直肠	36.5～37.5 ℃
腋窝	36.0～37.0 ℃

(二)生理性变化

人的体温在一些因素的影响下,会出现生理性的变化,但这种体温的变化,往往是在正常范围内或是一闪而过的。

1.时间

人的体温 24 小时内的变动在 0.5～1.5 ℃,呈周期性变化一般清晨 2～6 时体温最低,下午2～6 时体温最高。这种昼夜的节律波动,与机体活动代谢的相应周期性变化有关。如长期从事夜间工作的人员,可出现夜间体温上升,日间体温下降的现象。

2.年龄

新生儿因体温调节中枢尚未发育完全,调节体温的能力差,体温易受环境温度影响而变化;婴幼儿由于代谢率高,体温可略高于成人;老年人代谢率较低,血液循环变慢,加上活动量减少,因此体温略低于成年人。

3.性别

一般来说,女性比男性有较厚的皮下脂肪层,维持体热能力强,故女性体温较男性高约0.3 ℃。并且女性的基础体温随月经周期出现规律变化,即月经来潮后逐渐下降,至排卵后,体温又逐渐上升。这种体温的规律性变化与血中孕激素及其代谢产物的变化有关。

4.环境温度

在寒冷或炎热的环境下,机体的散热受到明显的抑制或加强,体温可暂时性的降低或升高。另外,气流、个体暴露的范围大小亦影响个体的体温。

5.活动

任何需要耗力的劳动或运动活动,都使肌肉代谢增强,产热增加,体温升高。

6.饮食

进食的冷热可以暂时性地影响口腔温度,进食后,由于食物的特殊动力作用,可以使体温暂时性地升高 0.3 ℃左右。

另外,强烈的情绪反应、冷热的应用以及个体的体温调节机制都对体温有影响，在测量体温的过程中要加以注意并能够做出解释。

（三）产热与散热

1.产热过程

机体产热过程是细胞新陈代谢的过程。人体通过化学方式产热，即食物氧化、骨骼肌运动、交感神经兴奋、甲状腺素分泌增多，以及体温升高均可提高新陈代谢率，而增加产热量。

2.散热过程

机体通过物理方式进行散热。机体大部分的热量通过皮肤的辐射、传导、对流、蒸发来散热；一小部分的热量通过呼吸、尿、粪便而散发于体外。当外界温度等于或高于皮肤温度时，蒸发就是人体唯一的散热形式。

（1）辐射：是热由一个物体表面通过电磁波的形式传至另一个与它不接触物体表面的一种形式。在低温环境中，它是主要的散热方式，安静时的辐射散热所占的百分比较大，可达总热量的60%。其散热量的多少与所接触物质的导热性能、接触面积和温差大小有关。

（2）传导：是机体的热量直接传给同它接触的温度较低的物体的一种散热方法，如冰袋、冰猫的使用。

（3）对流：是传导散热的特殊形式。是指通过气体或液体的流动来交换热量的一种散热方法。

（4）蒸发：由液态转变为气态，同时带走大量热量的一种散热方法，分为不显性出汗和发汗两种形式。

二、异常体温的观察

人体最高的耐受热为40.6～41.4 ℃，低于34 ℃或高于43 ℃，则极少存活。升高超过41 ℃，可引起永久性的脑损伤；高热持续在42 ℃以上24小时常导致休克及严重并发症。所以对于体温过高或过低者应密切观察病情变化，不能有丝毫的松懈。

（一）体温过高

体温过高又称发热，是由于各种原因使下丘脑体温调节中枢的功能障碍，产热增加而散热减少，导致体温升高超过正常范围。

1.原因

（1）感染性：如病毒、细菌、真菌、螺旋体、立克次体、支原体、寄生虫等感染引起的发热最多见。

(2)非感染性:无菌性坏死物质的吸收引起的吸收热、变态反应性发热等。

2.发热分类

以口腔温度为例,按照发热的高低将发热分为以下几种。

(1)低热:37.5～38 ℃。

(2)中等热:38.1～39 ℃。

(3)高热:39.1～41 ℃。

(4)超高热:41 ℃及以上。

3.发热过程

发热的过程常依疾病在体内的发展情况而定,一般分为3个阶段。

(1)体温上升期:特点是产热大于散热。主要表现:皮肤苍白、干燥无汗,患者畏寒、疲乏,体温升高,有时伴寒战。方式为骤升和渐升。骤升指体温在数小时内升至高峰,如肺炎球菌导致的肺炎;渐升指体温在数小时内逐渐上升,数天内达高峰,如伤寒。

(2)高热持续期:特点是产热和散热在较高水平上趋于平衡。主要表现为体温居高不下,皮肤潮红,呼吸加深加快,脉搏增快并有头痛、食欲缺乏、恶心、呕吐、口干、尿量减少等症状,甚至惊厥、谵妄、昏迷。

(3)体温下降期:特点是散热增加,产热趋于正常,体温逐渐恢复至正常水平。方式为骤降和渐降。主要表现为大量出汗、皮肤潮湿、温度降低为体温骤降。老年人易出现血压下降、脉搏细速、四肢厥冷等循环衰竭的休克症状。骤降指体温一般在数小时内降至正常,如大叶性肺炎、疟疾;渐降指体温在数天内降至正常,如伤寒、风湿热等。

4.热型

将不同的时间测得的体温绘制在体温单上,互相连接就构成体温曲线。各种体温曲线形状称为热型。有些发热性疾病有特殊的热型,通过观察体温曲线可协助诊断。但需注意,药物的应用可使热型变得不典型。常见的热型如下。

(1)稽留热:体温持续在39～40 ℃,达数天或数周,24小时波动范围不超过1 ℃。常见于大叶性肺炎、伤寒等急性感染性疾病的极期。

(2)弛张热:体温多在39 ℃以上,24小时体温波动幅度可超过2 ℃,但最低温度仍高于正常水平。常见于化脓性感染、败血症、浸润性肺结核、风湿热等疾病。

(3)间歇热:体温骤然升高达高峰后,持续数小时又迅速降至正常,经过一天或数天间歇后,体温又突然升高,如此有规律地反复发作,常见于疟疾。

(4)不规则热:发热不规律,持续时间不定。常见于流行性感冒、肿瘤等疾病引起的发热。

(二)体温过低

体温过低是指由于各种原因引起的产热减少或散热增加,导致体温低于正常范围,称为体温过低。当体温低于35 ℃时,称为体温不升。体温过低的原因如下。

(1)体温调节中枢发育未成熟:如早产儿、新生儿。

(2)疾病或创伤:见于失血性休克、极度衰竭等患者。

(3)药物中毒。

三、体温异常的护理

(一)体温过高

降温措施有物理降温、药物降温及针刺降温。

1.观察病情

加强对生命体征的观察,定时测量体温,一般每天测温4次,高热患者应每4小时测温一次,待体温恢复正常3天后,改为每天1～2次,同时观察脉搏、呼吸、血压、意识状态的变化;及时了解有关各种检查结果及治疗护理后病情好转还是恶化。

2.饮食护理

(1)补充高蛋白、高热量、高维生素、易消化的流质或半流质饮食,如:粥、鸡蛋羹、面片汤、青菜、新鲜果汁等。

(2)多饮水,每天补充液量2 500～3 000 mL,必要时给予静脉滴注,以保证入量。

由于高热时,热量消耗增加,全身代谢率加快,蛋白质、维生素的消耗量增加,水分丢失增多,同时消化液分泌减少,胃肠蠕动减弱,所以宜及时补充水分和营养。

3.使患者舒适

(1)安置舒适的体位让患者卧床休息,同时调整室温和避免噪声。

(2)口腔护理:每天早、晚刷牙,饭前、饭后漱口,不能自理者,可行特殊口腔护理。由于发热患者唾液分泌减少,口腔黏膜干燥,机体抵抗力下降,极易引起口腔炎、口腔溃疡,因此口腔护理可预防口腔及咽部细菌繁殖。

(3)皮肤护理:发热患者退热期出汗较多,此时应及时擦干汗液并更换衣裤和大单等，以保持皮肤的清洁和干燥，防止皮肤继发性感染。

4.心理调护

注意患者的心理状态，对体温的变化给予合理的解释，以缓解患者紧张和焦虑的情绪。

(二)体温过低

(1)保暖：①给患者加盖衣被、毛毯、电热毯等或放置热水袋，注意小儿、老人、昏迷者，热水袋温度不宜过高，以防烫伤。②暖箱：适用于体重<2 500 g，胎龄不足35周的早产儿、低体重儿。

(2)给予热饮。

(3)监测生命体征：监测生命体征的变化，至少每小时测体温1次，直至恢复正常且保持稳定，同时观察脉搏、呼吸、血压、意识的变化。

(4)设法提高室温：维持室温在22～24 ℃为宜。

(5)积极宣教：教会患者避免导致体温过低的因素。

四、测量体温的技术

(一)体温计的种类及构造

1.水银体温计

水银体温计又称玻璃体温计，是最常用的最普通的体温计。它是一种外标刻度以红线的真空玻璃毛细管。其刻度范围为35～42 ℃，每小格0.1 ℃，在37 ℃刻度处以红线标记，以示醒目。体温计一端贮存水银，当水银遇热膨胀后沿毛细管上升；因毛细管下端和水银槽之间有一凹陷，所以水银柱遇冷不致下降，以便检视温度。

根据测量部位的不同可将体温计分为口表、肛表、腋表。口表的水银端呈圆柱形，较细长；肛表的水银端呈梨形，较粗短，适合插入肛门；腋表的水银端呈扁平鸭嘴形。临床上口表可代替腋表使用。

2.其他

如电子体温计、感温胶片、可弃式化学体温计等。

(二)测体温的方法

1.目的

通过测量体温，判断体温有无异常了解患者的一般情况及疾病的发生，发展规律，为诊断、预防、治疗提供依据。

2.用物准备

(1)测温盘内备体温计(水银柱甩至35 ℃以下)、秒表、纱布、笔、记录本。

(2)若测肛温,另备润滑油、棉签、手套、卫生纸、屏风。

3.操作步骤

(1)洗手、戴口罩,备齐用物,携至床旁。

(2)核对患者并解释目的。

(3)协助患者取舒适卧位。

(4)测体温:根据病情选择合适的测温方法。①测腋温:擦干汗液,将体温计放在患者腋窝,紧贴皮肤屈肘,臂过胸,夹紧体温计。测量10分钟后,取出体温计用纱布擦拭,读数。②测口温法:嘱患者张口,将口表汞柱端放于舌下热窝处。嘱患者闭嘴用鼻呼吸,勿用牙咬体温计。测量时间3～5分钟。嘱患者张口,取出口表,用纱布擦拭并读数。③测肛温法:协助患者取合适卧位,露出臀部。润滑肛表前端,戴手套用手垫卫生纸分开臀部,轻轻插入肛表水银端3～4 cm。测量时间3～5分钟并读数。用卫生纸擦拭肛表。

(5)记录,先记录在记录本上,再绘制在体温单上。

(6)整理床单位。

(7)消毒用过的体温计。

4.注意事项

(1)测温前应注意有无影响体温波动的因素存在,如30分钟内有无进食、剧烈活动、冷热敷、坐浴等。

(2)体温值如与病情不符,应重复测量,必要时做肛温和口温对照复查。

(3)腋下有创伤、手术或消瘦夹不紧体温计者不宜测腋温;腹泻、肛门手术、心肌梗死的患者禁测肛温;精神异常、昏迷、婴幼儿等不能合作者及口鼻疾病或张口呼吸者禁测口温;进热食或面颊部热敷者,应间隔30分钟后再测口温。

(4)对小儿、重症患者测温时,护士应守护在旁。

(5)测口温时,如不慎咬破体温计,应:①立即清除玻璃碎屑,以免损伤口腔黏膜。②口服蛋清或牛奶,以保护消化道黏膜并延缓汞的吸收。③病情允许者,进粗纤维食物,以加快汞的排出。

(三)体温计的消毒与检查

1.体温计的消毒

为防止测体温引起的交叉感染,保证体温计清洁,用过的体温计应消毒。

先将体温计分类浸泡于含氯消毒液内30分钟后取出,再用冷开水冲洗擦干，放入清洁容器中备用。(集体测温后的体温计，用后全部浸泡于消毒液中)。

(1)5分钟后取出清水冲净，擦干后放入另一消毒液容器中进行第二次浸泡，半小时后取出清水冲净，擦干后放入清洁容器中备用。

(2)消毒液的容器及清洁体温计的容器每周进行2次高压蒸汽灭菌消毒，消毒液每天更换一次，若有污染随时消毒。

(3)传染病患者应设专人体温计，单独消毒。

2.体温计的检查

在使用新的体温计前，或定期消毒体温计后，应对体温计进行校对，以检查其准确性。将全部体温计的水银柱甩至35 ℃以下，同一时间放入已测好的40 ℃水内，3分钟后取出检视。若体温计之间相差0.2 ℃以上或体温计上有裂痕者，取出不用。

第二节 脉 搏

一、正常脉搏及生理性变化

(一)正常脉搏

随着心脏节律性收缩和舒张，动脉内的压力也发生周期性的波动，这种周期性的压力变化可引起动脉血管发生扩张与回缩的搏动，该搏动在浅表的动脉可触摸到，临床简称为脉搏。正常人的脉搏节律均匀、规则，间隔时间相等，每搏强弱相同且有一定的弹性，每分钟搏动的次数为60～100次(即脉率)。脉搏通常与心率一致，是心率的指标。

(二)生理性变化

脉率受许多生理性因素影响而发生一定范围的波动，随年龄的增长而逐渐减慢，到高龄时逐渐增加。

1.年龄

一般新生儿、幼儿的脉率较成人快，通常平均脉率相差5次/分。

2.性别

同龄女性比男性快。

3.情绪

兴奋、恐惧、发怒时脉率增快，忧郁睡眠时则慢。

4.活动

一般人运动、进食后脉率会加快；休息、禁食则相反。

5.药物

兴奋剂可使脉搏增快，镇静剂、洋地黄类药物可使脉搏减慢。

二、异常脉搏的观察

(一)脉率异常

1.速脉

速脉指成人脉率在安静状态下>100次/分，又称为心动过速。见于高热、甲状腺功能亢进(由于代谢率增加而使脉率增快)、贫血或失血等患者。正常人可有窦性心动过速，为一过性的生理现象。

2.缓脉

缓脉指成人脉率在安静状态下<60次/分，又称心动过缓。见于颅内压增高、病窦综合征、二度以上房室传导阻滞，或服用某些药物如地高辛、普尼拉明、利血平、普萘洛尔等可出现缓脉。正常人可有生理性窦性心动过缓，多见于运动员。

(二)脉律异常

脉搏的搏动不规则，间隔时间不等，时长时短，称为脉律异常。

1.间歇脉

间歇脉指在一系列正常均匀的脉搏中出现一次提前而较弱的脉搏，其后有一较正常延长的间歇(即代偿性间歇)，亦称期前收缩。见于各种器质性心脏病或洋地黄中毒的患者；正常人在过度疲劳、精神兴奋、体位改变时也偶尔出现间歇脉。

2.脉搏短绌

脉搏短绌指同一单位时间内脉率少于心率。绌脉是由于心肌收缩力强弱不等，有些心排血量少的搏动可发出心音，但不能引起周围血管搏动，导致脉率少于心率。特点为脉律完全不规则，心率快慢不一、心音强弱不等。多见于心房纤颤者。

(三)强弱异常

1.洪脉

当心排血量增加,血管充盈度和脉压较大时,脉搏强大有力,称洪脉。多见于高热,甲状腺功能亢进、主动脉瓣关闭不全等患者;运动后、情绪激动时也常触到洪脉。

2.细脉

当心排血量减少,外周动脉阻力较大,动脉充盈度降低时,脉搏细弱无力,扪之如细丝,称细脉或丝脉。多见于心功能不全,大出血、主动脉瓣狭窄和休克、全身衰竭的患者,是一种危险的脉象。

3.交替脉

节律正常而强弱交替时出现的脉搏,称为交替脉。交替脉是提示左心衰竭的重要体征。常见于高血压性心脏病、急性心肌梗死、主动脉瓣关闭不全等患者。

4.水冲脉

脉搏骤起骤落,急促而有力有如洪水冲涌,故名水冲脉。主要见于主动脉瓣关闭不全、动脉导管未闭、甲亢、严重贫血患者,检查方法是将患者前臂抬高过头,检查者用手紧握患者手腕掌面,可明显感知。

5.奇脉

在吸气时脉搏明显减弱或消失为奇脉。其产生主要与吸气时,左心室的搏出量减少有关。常见于心包腔积液、缩窄性心包炎等患者,是心脏压塞的重要的体征之一。

(四)动脉壁异常

动脉壁弹性减弱,动脉变得迂曲不光滑,有条索感,如按在琴弦上为动脉壁异常,多见于动脉硬化的患者。

三、测量脉搏的技术

(一)部位

临床上常在靠近骨骼的大动脉测量脉搏,最常用最方便的是桡动脉,患者也乐于接受。

其次为颞动脉、颈动脉、肱动脉、腘动脉、足背动脉和股动脉等。如怀疑患者心搏骤停或休克时,应选择大动脉为诊脉点,如颈动脉,股动脉。

(二)测脉搏的方法

1.目的

通过测量脉搏,判断脉搏有无异常,也可间接了解心脏的情况,观察相关疾病发生、发展规律,为诊断、治疗提供依据。

2.准备

治疗盘内备带秒钟的表、笔、记录本及听必要时带诊器。

3.操作步骤

(1)洗手、戴口罩,备齐用物,携至床旁。

(2)核对患者,解释目的。

(3)协助患者取坐位或半坐卧位,手臂放在舒适位置,腕部伸展。

(4)以示指、中指、无名指的指端按在桡动脉表面,压力大小以能清楚地触及脉搏为宜,注意脉律,强弱,动脉壁的弹性。

(5)一般情况下 30 秒所测得的数值乘以 2,心脏病患者脉率异常者、危重患者则应以 1 分钟记录。

(6)协助患者取舒适体位。

(7)记录在将脉搏绘制在体温单上。

4.注意事项

(1)诊脉前患者应保持安静,剧烈运动后应休息 20～30 分钟后再测。

(2)偏瘫患者应选择健侧肢体测量。

(3)脉搏细、弱难以测量时,用听诊器测心率。

(4)脉搏短细的患者,应由两名护士同时测量,一人听心率,另一人测脉率,一人发出“开始”“停止”的口令,记数 1 分钟,以分数式记录即心率/脉率,若心率每分钟 120 次,脉率 90 次,即应写成120/90 次/分。

第三节　呼　　吸

一、正常呼吸及生理性变化

(一)正常呼吸

机体不断地从外界环境摄取氧气并将二氧化碳排出体外的气体交换过程称

为呼吸。它是维持机体新陈代谢和功能活动所必需的生理过程之一。一旦呼吸停止,生命也将终止。

正常成人在安静状态下呼吸是自发的,节律规则,均匀无声且不费力,每分钟 16～20 次。

(二)生理性变化

呼吸受许多因素的影响,在不同生理状态下,正常人的呼吸也会在一定范围内波动,见表 1-2。

表 1-2 各年龄段呼吸频率

年龄	呼吸频率(次/分)
新生儿	30～40
婴儿	20～45
幼儿	20～35
学龄前儿童	20～30
学龄儿童	15～25
青少年	15～20
成人	12～20
老年人	12～18

1.年龄

年龄越小,呼吸频率越快。

2.性别

同年龄的女性呼吸频率比男性稍快,如新生儿的呼吸约为 44 次/分。

3.运动

肌肉的活动可使呼吸系统加快,呼吸也因说话、唱歌、哭、笑以及吞咽、排泄等动作有所改变。

4.情绪

强烈的情绪变化,如害怕、恐惧、愤怒、紧张等会刺激呼吸中枢,导致屏气或呼吸加快。

5.其他

如环境温度升高或海拔增加,均会使呼吸加快加深。

二、异常呼吸的观察

(一)频率异常

1.呼吸过速

呼吸过速指呼吸频率超过 24 次/分,但仍有规则,又称气促。多见于高热、疼痛、甲状腺功能亢进的患者。一般体温每升高 1 ℃，呼吸频率大约增加 3～4 次/分。

2.呼吸过慢

呼吸过慢指呼吸频率缓慢，低于 12 次/分。多见于麻醉药或镇静剂过量、颅脑疾病等呼吸中枢受抵制者。

(二)节律异常

1.潮式呼吸(陈-施呼吸)

潮式呼吸其表现为呼吸由浅慢到深快，达高潮后又逐渐变浅变慢，经过 5～30 秒的暂停，又重复出现上述状态的呼吸，呈潮水般涨落。发生机制：由于呼吸中枢兴奋性减弱，血中正常浓度的二氧化碳不能引起呼吸中枢兴奋，只有当缺氧严重、动脉血二氧化碳分压增高到一定程度，才能刺激呼吸中枢，使呼吸加强；当积聚的二氧化碳呼出后，呼吸中枢失去有效刺激，呼吸逐渐减弱甚至停止。多见于脑炎、尿毒症等患者，常表现呼吸衰竭。一些老年人在深睡时也可出现潮式呼吸，是脑动脉硬化的表现。

2.间断呼吸(比奥呼吸)

有规律地呼吸几次后，突然停止呼吸，间隔一个短时期后又开始呼吸，如此反复交替。其产生机制与潮式呼吸一样，但预后更严重，常在临终前发生。见于颅内病变或呼吸系统中枢衰竭的患者。

3.点头呼吸

在呼吸时，头随呼吸上下移动，患者已处于昏迷状态，是呼吸中枢衰竭的表现。

4.叹气式呼吸

间断一段时间后作一次大呼吸，伴叹气声。偶然的一次叹气是正常的，可以扩张小肺泡，多见于精神紧张、神经官能征患者。如反复发作叹气式呼吸，是临终前的表现。

(三)深浅度异常

1.深度呼吸

深度呼吸又称库斯莫(Kussmaulis)呼吸，是一种深长而规则的大呼吸。常见于尿毒症、糖尿病等引起的代谢性酸中毒的患者。由于增加的氢离子浓度刺激呼吸感受器引起，有利于排出较多的二氧化碳调节血液中酸碱平衡。

2.浅快呼吸

呼吸浅表而不规则，有时呈叹息样。见于呼吸肌麻痹、胸肺疾病、休克患者，也可见于濒死的患者。

(四)声音异常

1.鼾声呼吸

由于气管或大支气管内有分泌物积聚,呼吸深大带鼾声。多见于昏迷或神经系统疾病的患者。

2.蝉鸣样呼吸

由于细支气管、小支气管堵塞,吸气时出现高调的蝉鸣音,多因声带附近有异物阻塞,使空气进入发生困难所致。多见于支气管哮喘、喉头水肿等患者。

(五)呼吸困难

呼吸困难是指因呼吸频率、节律或深浅度的异常,导致气体交换不足,机体缺氧。患者自感空气不足、胸闷、呼吸费力,表现为焦虑、烦躁、鼻翼翕动、口唇发紫等,严重者不能平卧。

三、呼吸的测量

(一)目的

通过测量呼吸,观察、评估患者的呼吸状况。以协助诊断,为预防、诊断、康复、护理提供依据。

(二)准备

治疗盘内备秒表、笔、记录本、棉签(必要时)。

(三)操作步骤

(1)测量脉搏后,护士仍保持诊脉手势,观察患者的胸、腹起伏情况及呼吸的节律、性质、声音、深浅,呼出气体有无特殊气味,呼吸运动是否对称等。

(2)以胸(腹)部一起一伏为一次呼吸,计数 1 分钟。正常情况下测 30 秒。

(3)将呼吸次数绘制于体温单上。

(四)注意事项

(1)尽量去除影响呼吸的各种生理性因素,在患者精神松弛的状态下测量。

(2)由于呼吸受意识控制,所以测呼吸时,不应使患者察觉。

(3)呼吸微弱或危重患者,可用少许棉花置其鼻孔前,观察棉花纤维被吹动的次数,计数1 分钟。

(4)小儿、呼吸异常者应测 1 分钟。

第四节　血　　压

血压是指血液在血管内流动时对血管壁的侧压力。一般是指动脉血压，如无特别注明均指肱动脉的血压。当心脏收缩时，主动脉压急剧升高，至收缩中期达最高值，此时的动脉血压称收缩压。当心室舒张时，主动脉压下降，至心舒末期达动脉血压的最低值，此时的动脉血压称舒张压。

一、正常血压及生理性变化

（一）正常血压

在安静状态下，正常成人的血压范围为：(12.0～18.5)/(8.0～11.9)kPa，脉压为4.0～5.3 kPa。

血压的计量单位，过去多用 mmHg（毫米汞柱），后改用国际统一单位 kPa（千帕斯卡）。

目前仍用 mmHg（毫米汞柱）。两者换算公式如下：

$$1\ \text{kPa}=7.5\ \text{mmHg}$$

$$1\ \text{mmHg}=0.133\ \text{kPa}$$

（二）生理性变化

在各种生理情况下，动脉血压可发生各种变化，影响血压的生理因素如下。

1.年龄

随着年龄的增长血压逐渐增高，以收缩压增高较显著。儿童血压的计算公式为：

$$\text{收缩压}=80+\text{年龄}\times 2$$

$$\text{舒张压}=\text{收缩压}\times 2/3$$

2.性别

青春期前的男女血压差别不显著。成年男子的血压比女性高 0.7 kPa（5 mmHg）；绝经期后的女性血压又逐渐升高，与男性差不多。

3.昼夜和睡眠

血压在上午 8～10 小时达全天最高峰，之后逐渐降低；午饭后又逐渐升高，下午 4～6 小时出现全天次高值，然后又逐渐降低；至入睡后 2 小时，血压降至全天最低值；早晨醒来又迅速升高。睡眠欠佳时，血压稍增高。

4.环境

寒冷时血管收缩，血压升高；气温高时血管扩张，血压下降。

5.部位

一般右上肢血压常高于左上肢，下肢血压高于上肢。

6.情绪

紧张、恐惧、兴奋及疼痛均可引起血压增高。

7.体重

血压正常的人发生高血压的危险性与体重增加成正比。

8.其他

吸烟、劳累、饮酒、药物等都对血压有一定的影响。

二、异常血压的观察

(一)高血压

目前基本上采用1999年世界卫生组织和国际抗高血压联盟高血压治疗指南的高血压定义，即在未服抗高血压药的情况下，成人收缩压≥18.7 kPa(140 mmHg)和/或舒张压≥12.0 kPa(90 mmHg)者。95%的患者为病因不明的原发性高血压，多见于动脉硬化、肾炎、颅内压增高等，最易受损的部位是心、脑、肾、视网膜。

(二)低血压

一般认为血压低于12.0/8.0～6.7 kPa(90/60～50 mmHg)正常范围且有明显的血容量不足表现如脉搏细速、心悸、头晕等，即可诊断为低血压。常见于休克、大出血等。

(三)脉压异常

脉压增大多见于主动脉瓣关闭不全、主动脉硬化等；脉压减小多见于心包积液、缩窄性心包炎等。

三、血压的测量

(一)血压计的种类和构造

1.水银血压计

水银血压计分立式和台式两种，其基本结构都包括输气球、调节空气的阀门、袖带、能充水银的玻璃管、水银槽几部分。袖带的长度和宽度应符合标准：宽度比被测肢体的直径宽20%，长度应能包绕整个肢体。充水银的玻璃管上标有刻度，范围为0～40.0 kPa(0～300 mmHg)，每小格表示0.3 kPa(2 mmHg)；玻璃管上端和大气相通，下端和水银槽相通。当输气球送入空气后，水银由玻璃管底部上升，水银柱顶端的中央凸起可指出压力的刻度。水银血压计测得的数值相当准确。

2.弹簧表式血压计

弹簧表式血压计由一袖带与有刻度2.7～4.0 kPa(20～30 mmHg)的圆盘表相连而成，表上的指针指示压力。此种血压计携带方便，但欠准确。

3.电子血压计

电子血压计袖带内有一换能器，可将信号经数字处理，在显示屏上直接显示收缩压、舒张压和脉搏的数值。此种血压计操作方便，清晰直观，不需听诊器，使用方便、简单，但欠准确。

(二)测血压的方法

1.目的

通过测量血压有无异常，了解循环系统的功能状况，为诊断、治疗提供依据。

2.准备

听诊器、血压计、记录纸、笔。

3.操作步骤

(1)测量前，让患者休息片刻，以消除活动或紧张因素对血压的影响；检查血压计，如袖带的宽窄是否适合患者、玻璃管有无裂缝、橡胶管和输气球是否漏气等。

(2)向患者解释，以取得合作。患者取坐位或仰卧，被侧肢体的肘臂伸直、掌心向上，肱动脉与心脏在同一水平。坐位时，肱动脉平第4肋软骨；卧位时，肱动脉平腋中线。如手臂低于心脏水平，血压会偏高；手臂高于心脏水平，血压会偏低。

(3)放平血压计于上臂旁，打开水银槽开关，将袖带平整地缠于上臂中部，袖带的松紧以能放入一指为宜，袖带下缘距肘窝2～3 cm。如测下肢血压，袖带下缘距腘窝3～5 cm。将听诊器胸件置于腘动脉搏动处，记录时注明下肢血压。

(4)戴上听诊器，关闭输气球气门，触及肱动脉搏动。将听诊器胸件放在肱动脉搏动最明显的地方，但勿塞入袖带内，以一手稍加固定。

(5)挤压输气球囊打气至肱动脉搏动音消失，水银柱又升高2.7～4.0 kPa(20～30 mmHg)后，以每秒0.5 kPa(4 mmHg)左右的速度放气，使水银柱缓慢下降，视线与水银柱所指刻度平行。

(6)在听诊器中听到第一声动脉音时，水银柱所指刻度即为收缩压；当搏动音突然变弱或消失时，水银柱所指的刻度即为舒张压。当变音与消失音之间有差异时，或危重者应记录两个读数。

(7)测量后，驱尽袖带内的空气，解开袖带。安置患者于舒适卧位。

(8)将血压计右倾45°，关闭气门，气球放在固定的位置，以免压碎玻璃管；关闭血压计盒盖。

(9)用分数式即：收缩压/舒张压 mmHg 记录测得的血压值，如 14.7/9.3 kPa (110/70 mmHg)。

4.注意事项

(1)测血压前，要求安静休息20～30分钟，如运动、情绪激动、吸烟、进食等可导致血压偏高。

(2)血压计要定期检查和校正，以保证其准确性，切勿倒置或震动。

(3)打气不可过猛、过高，如水银柱里出现气泡，应调节或检修，不可带着气泡测量。

(4)如所测血压异常或血压搏动听不清时，需重复测量。先将袖带内气体排尽，使水银柱降至“0”，稍等片刻再行第二次测量。

(5)对偏瘫、一侧肢体外伤或手术后患者，应在健侧手臂上测量。

(6)排除影响血压值的外界因素，如袖带太窄、袖带过松、放气速度太慢测得的血压值偏高，反之则血压值偏低。

(7)长期测血压应做到四定：定部位、定体位、定血压计、定时间。

第五节 瞳　孔

正常瞳孔双侧等大等圆，直径2～5 mm。瞳孔的改变在临床上有重要意义，尤其是对神经内、外科患者。瞳孔的变化是人体生理病理状态的重要体征，有时根据瞳孔变化，可对临床某些危重疑难病症做出判断和神经系统的定位分析。

一、异常性瞳孔扩大

(一)双侧瞳孔扩大

两侧瞳孔直径持续在 6 mm 以上，为病理状态。如昏迷患者双侧瞳孔散大，对光反应消失并伴有生命体征明显变化，常为临终前瞳孔表现；枕骨大孔疝患者双侧瞳孔先缩小后散大，直径超过6 mm，对光反应迟钝或消失；应用阿托品类药物时双侧瞳孔可扩大超过 6 mm，伴有阿托品化的一些表现；另外还见于双侧动眼神经、视神经损害，脑炎、脑膜炎、青光眼等疾病。

(二)一侧瞳孔扩大

一侧瞳孔直径＞6 mm。常见于小脑幕切迹疝，病侧瞳孔直径先缩小后散大；单侧动眼神经、视神经受损害；艾迪综合征中表现为一侧瞳孔散大，只有在暗处强光持续照射瞳孔才出现缓慢收缩，光照停止后瞳孔缓慢散大(艾迪瞳孔或强直瞳孔)；还见于海绵窦综合征，结核性脑膜炎，眶尖综合征等多种疾病。

二、异常性瞳孔缩小

(一)双侧瞳孔缩小

双侧瞳孔直径＜2 mm。见于有机磷、镇静安眠药物的中毒；脑桥、小脑、脑室出血的患者。

(二)一侧瞳孔缩小

单侧瞳孔直径＜2 mm。见于小脑幕切迹疝的早期；由脑血管病，延髓、脑桥、颈髓病变引起的霍纳征，表现为一侧瞳孔缩小、眼裂变小、眼球内陷、伴有同侧面部少汗；另外由神经梅毒、多发性硬化眼部带状疱疹等引起的阿罗瞳孔，表现为一侧瞳孔缩小，对光反应消失，调节反射存在。

(三)两侧瞳孔大小不等

两侧瞳孔大小不等是颅内病变指征，如脑肿瘤、脑出血、脑疝等。

(四)瞳孔对光反应改变

瞳孔对光反射的迟钝或消失。常见于镇静安眠药物中毒、颅脑外伤、脑出血、脑疝等疾病，是病情加重的表现。

第二章
心血管内科护理

第一节 原发性高血压

原发性高血压是以血压升高为主要临床表现但原因不明的综合征，通常简称为高血压。高血压是导致充血性心力衰竭、卒中、冠心病、肾衰竭、夹层动脉瘤的发病率和病死率升高的主要危险性因素之一，严重影响人们的健康和生活质量，是最常见的疾病，防治高血压非常必要。

一、血压分类和定义

目前，我国采用国际上统一的血压分类和标准，将 18 岁以上成人的血压按不同水平分类(表 2-1)，高血压定义为收缩压≥18.7 kPa(140 mmHg)和/或舒张压≥12.0 kPa(90 mmHg)，根据血压升高水平，又进一步将高血压分为 1、2、3 级。

二、病因

(一)遗传

高血压具有明显的家族性，父母均为高血压者其子女患高血压的概率明显高于父母均无高血压者的概率。约 60%高血压患者可询问到有高血压家族史。

(二)饮食

膳食中钠盐摄入量与人群血压水平和高血压病患病率呈正相关。摄盐越多，血压水平和患病率越高，钾摄入量与血压呈负相关，限制钠补充钾可使高血压患者血压降低。钾的降压作用可能是通过促进排钠而减少细胞外液容量。有研究表明膳食中钙不足可使血压升高。大量研究显示高蛋白质摄入、饮食中饱和脂肪酸或饱和脂肪酸/不饱和脂肪酸比值较高、饮酒量过多都属于升压因素。

表 2-1　血压的定义和分类(世界卫生组织/国际抗高血压联盟)

类别	收缩压(mmHg)		舒张压(mmHg)
理想血压	<120	和	<80
正常血压	<130	和	<85
正常高值	130～139	或	85～89
高血压			
1 级(轻度)	140～159	或	90～99
亚组:临界高血压	140～149	或	90～94
2 级(中毒)	160～179	或	100～109
3 级(重度)	≥180	或	≥110
单纯收缩期高血压	≥140	和	<90
亚组:临界收缩期高血压	140～149	和	<90

当患者的收缩压和舒张压分属不同分类时,应当用较高的分类。

(三)精神

城市脑力劳动者高血压患病率超过体力劳动者,从事精神紧张度高的职业者发生高血压的可能性较大,长期生活在噪声环境中听力敏感性减退者患高血压也较多。高血压患者经休息后往往症状和血压可获得一定改善。

(四)肥胖

超重或肥胖是血压升高的重要危险因素。一般采用体质指数,即体重(kg)/身高$(m)^2$(以 20～24 为正常范围)。血压与体质指数呈显著正相关。肥胖的类型与高血压发生关系密切,向心性肥胖者容易发生高血压,表现为腰围往往大于臀围。

(五)其他

服避孕药妇女容易出现血压升高。一般在终止服用避孕药后 3～6 个月血压常恢复正常。阻塞性睡眠呼吸暂停综合征是指睡眠期间反复发作性呼吸暂停。阻塞性睡眠呼吸暂停综合征常伴有重度打鼾,患此病的患者常有高血压。

三、发病机制

原发性高血压的发病机制至今还没有一个完整统一的认识。目前认为高血压的发病机制集中在以下几个方面。

(一)交感神经系统活性亢进

已知反复的精神刺激与过度紧张可以引起高血压。长期处于应激状态如从事驾驶员、飞行员、等职业者高血压患病率明显增高。当大脑皮质兴奋与抑制过程失调时,交感神经和副交感神经之间的平衡失调,交感神经兴奋性增加,其末梢释放去甲肾上腺素、肾上腺素、多巴胺、血管升压素等儿茶酚胺类物质增多,从而引起阻力小动脉收缩增强使血压升高。

(二)肾素-血管紧张素-醛固酮系统激活经典的肾素-血管紧张素-醛固酮系统

肾小球旁细胞分泌的肾素,激活从肝脏产生的血管紧张素原转化为血管紧张素Ⅰ,然后再经肺循环中的血管紧张素转换酶的作用转化为血管紧张素Ⅱ。血管紧张素Ⅱ作用于血管紧张素Ⅱ受体,有如下作用:①直接使小动脉平滑肌收缩,外周阻力增加。②刺激肾上腺皮质球状带,使醛固酮分泌增加,致使肾小管远端集合管的钠重吸收加强,导致水、钠潴留。③交感神经冲动发放增加使去甲肾上腺素分泌增加。以上作用均可使血压升高。近年来发现血管壁、心脏、脑、肾脏及肾上腺中也有肾素-血管紧张素-醛固酮系统的各种组成成分。局部肾素-血管紧张素-醛固酮系统各成分对心脏、血管平滑肌的作用,可能在高血压发生和发展中有更大影响,占有十分重要的地位。

(三)其他

细胞膜离子转运异常可使血管收缩反应性增强和平滑肌细胞增生与肥大,血管阻力增高;肾脏潴留过量摄入的钠盐,使体液容量增大,机体为避免心排血量增高使组织过度灌注,全身阻力小动脉收缩增强,导致外周血管阻力增高;胰岛素抵抗所致的高胰岛素血症可使电解质代谢发生障碍,还使血管对体内升压物质反应性增强,血液中儿茶酚胺水平增加,血管张力增高,从而使血压升高。

四、病理生理和病理解剖

高血压病的早期表现为全身细小动脉的间歇性痉挛,仅有主动脉壁轻度增厚,全身细小动脉和脏器无明显的器质性改变,患者多无明显症状。如病变持续,可导致许多脏器受累,最重要的是心、脑、肾组织的病变。

(一)心脏

心脏主要表现为左心室肥厚和扩大,病变晚期可导致心力衰竭。这种由高血压引起的心脏病称为高血压性心脏病。长期高血压还可引起冠状动脉粥样硬化。

(二)脑

由于脑细小动脉的长期硬化和痉挛，使动脉壁缺血、缺氧而通透性增高，容易形成微小动脉瘤，当血压突然升高时，微小动脉瘤破裂，从而发生脑出血。高血压可促使脑动脉发生粥样硬化，导致脑血栓形成。

(三)肾脏

细小动脉硬化引起的缺血使肾小球缺血、变性、坏死，继而纤维化及玻璃样变，并累及相应的肾小管，使之萎缩、消失，间质出现纤维化。因残存的肾单位越来越少，最终导致肾衰竭。

五、临床表现

(一)症状

大多数患者早期症状不明显，常见症状有头痛、头晕、耳鸣、眼花、乏力、心悸，还有的表现为失眠、健忘、注意力不集中、情绪易波动或发怒等。经常在体检或其他疾病就医检查时发现血压升高。血压升高常与情绪激动、精神紧张、体力活动有关，休息或去除诱因血压可下降。

(二)体征

血压受昼夜、气候、情绪、环境等因素影响波动较大。一般清晨起床活动后血压迅速升高，夜间血压较低；冬季血压较高，夏季血压较低；情绪不稳定时血压高；在医院或诊所血压明显增高，在家或医院外的环境中血压低。体检时可听到主动脉瓣区第二心音亢进、收缩期杂音，长期高血压时有心尖冲动明显增强，搏动范围扩大以及心尖冲动左移体征，提示左心室增大。

(三)恶性或急进性高血压

表现为患者发病急骤，舒张压多持续在 17.3～18.7 kPa(130～140 mmHg)或更高。常有头痛、视力模糊或失明，视网膜可发生出血、渗出及视盘水肿，肾脏损害突出，持续蛋白尿、血尿及管型尿，病情进展迅速，如不及时治疗，易出现严重的脑、心、肾损害，发生脑血管意外、心力衰竭和尿毒症，最后多因尿毒症而死亡，但也可死于脑血管意外或心力衰竭。

六、并发症

(一)高血压危象

在情绪激动、精神紧张、过度劳累、寒冷等诱因作用下，小动脉发生强烈痉挛，血压突然急剧升高，收缩压可达 34.7 kPa(260 mmHg)、舒张压可达 16.0 kPa(120 mmHg)以上，影响重要脏器血液供应而出现危急症状。在高血压的早、中、晚期均可发生。患者出现头痛、恶心、呕吐、烦躁、心悸、出汗、视力模糊等征象，伴有椎-基底动脉、视网膜动脉、冠状动脉等累及的缺血表现。

(二)高血压脑病

高血压脑病发生在重症高血压患者，是指血压突然或短期内明显升高，由于过高的血压干扰了脑血管的自身调节机制，脑组织血流灌注过多造成脑水肿。出现中枢神经功能障碍征象。临床表现为弥漫性严重头痛、呕吐、烦躁、意识模糊、精神错乱、局灶性或全身抽搐，甚至昏迷。

(三)主动脉夹层

主动脉夹层指主动脉腔内的血液通过内膜的破口进入主动脉壁中层而形成的血肿，夹层分离突然发生时多数患者突感胸部疼痛，向胸前及背部放射，随夹层涉及范围而可以延至腹部、下肢及颈部。疼痛剧烈难以忍受，起病后即达高峰，呈刀割或撕裂样。突发剧烈的胸痛常误诊为急性心肌梗死。高血压是导致本病的重要因素。患者因剧痛而有休克外貌，焦虑不安、大汗淋漓、面色苍白、心率加速，从而使血压增高。

(四)其他

其他并发症可并发急性左心衰竭、急性冠脉综合征、脑出血、脑血栓形成、腔隙性脑梗死、慢性肾衰竭等。

七、辅助检查

(一)测量血压

定期测量血压是早期诊断高血压和评估严重程度的主要方法，采用经验证合格的水银柱或电子血压计，测量安静休息坐位时上臂肱动脉处血压，必要时还应测量平卧位和站立位血压。但须在未服用降压药物情况下的不同时间测量 3 次血压，才能确诊。对偶有血压超出正常值者，需定期重复测量后确诊。通常在医疗单位或家中随机测血压的方式不能可靠地反映血压的波动和在休息、日常活动状态下的情况。近年来，24 小时动态血压监测已逐渐应用于临床及高血压的防治工作上。一般监测的时间为 24 小时，测压时间间隔为 15～30 分钟，可较为客观和敏感地反映患者的实际血压水平，可了解血压的昼夜变化节律性和变异性，估计靶器官损害与预后，比随机测血压更为准确。动态血压监测的参考标准正常值为:24 小时低于 17.3/10.7 kPa(130/80 mmHg),白天低于 18.0/11.3 kPa(135/85 mmHg),夜间低于 16.7/10.0 kPa(125/75 mmHg)。正常血压波动夜间 2～3 时处于血压最低,清晨迅速上升,上午 6～10 时和下午 4～8 时出现两个高峰,尔后缓慢下降。高血压患者的动态血压曲线也类似,但波动幅度较正常血压时大。

(二)体格检查

除常规检查外还有身高,体重,双上肢血压,颈动脉及上下肢动脉搏动情况,颈、腹部血管有无杂音,腹主动脉搏动,肾增大,眼底等的情况。

(三)尿液检查

通过肉眼观察尿的颜色、透明度、有无血尿;测比重、pH、糖和蛋白含量,并作镜下检验。尿比重降低(<1.010)提示肾小管浓缩功能障碍。正常尿液 pH 为 5～7,原发性醛固酮增多症尿呈酸性。

(四)血生化检查

空腹血糖、血钾、肌酐、尿素氮、尿酸、胆固醇、甘油三酯、低密度脂蛋白、高密度脂蛋白等。

(五)超声心动图检查

超声心动图检查能更为可靠地诊断左心室肥厚,测定计算所得的左心室重量指数,是一项反映左心室肥厚及其程度的较为准确的指标,与病理解剖的相关性和符合率好。超声心动图检查还可评价高血压患者的心功能,包括左心室射血分数、收缩功能、舒张功能。

(六)眼底检查

眼底检查可见血管迂曲,颜色苍白,反光增强,动脉变细,视网膜渗出、出血、视盘水肿等。眼底改变可反映高血压的严重程度,分为 4 级:① Ⅰ 级,动脉出现轻度硬化、狭窄、痉挛、变细;② Ⅱ 级,视网膜动脉中度硬化、狭窄,出现动脉交叉压迫,静脉阻塞;③ Ⅲ 级,动脉中度以上狭窄伴局部收缩,视网膜有棉絮状渗出、出血和水肿;④ Ⅳ 级,出血或渗出物伴视盘水肿。高血压眼底改变与病情的严重程度和预后密切相关。

(七)胸透或胸片、心电图检查

胸透或胸片、心电图检查对诊断高血压及评估预后都有帮助。

八、治疗

(一)目的

治疗目的是通过降压治疗使高血压患者的血压达标,以期最大限度地降低心脑血管发病和死亡的总危险。

(二)降压目标值

一般高血压人群降压目标值<18.7/12.0 kPa(140/90 mmHg);高血压高危患者(糖尿病及肾病)降压目标值<17.3/10.7 kPa(130/80 mmHg);老年收缩期性高血压的降压目标值:收缩压 18.7～20.0 kPa(140～150 mmHg),舒张压<12.0 kPa(90 mmHg)但不低于 9.3 kPa(70 mmHg),舒张压降得过低可能抵消收缩压下降得到的好处。

(三)非药物治疗

非药物治疗主要是改善生活方式,改善生活方式对降低血压和心脑血管危险的作用已得到广泛认可,所有患者都应采用,这些措施包括以下几点。

1.戒烟

吸烟所致的危害是使高血压并发症如心肌梗死、脑卒中和猝死的危险性显著增加,加重脂质代谢紊乱,降低胰岛素敏感性,降低内皮细胞依赖性血管扩张效应,并降低或抵消降压治疗的疗效。戒烟对心脑血管的良好益处,任何年龄组均可显示。

2.减轻体重

超重 10%的高血压患者体重减少 5 kg,血压便有明显降低,体重减轻亦可增加降压药物疗效,对改善糖尿病、胰岛素抵抗、高脂血症和左心室肥厚等均有益。

3.减少过多的乙醇摄入

戒酒和减少饮酒可使血压显著降低,适量饮酒仍有明显加压反应者应戒酒。

4.适当运动

适当运动有利于改善胰岛素抵抗和减轻体重,提高心血管调节能力,稳定血压水平。较好的运动方式是低或中等强度的运动,可根据年龄及身体状况选择,中老年高血压患者可选择步行、慢跑、上楼梯、骑车等,一般每周 3～5 次,每次 30～60 分钟。运动强度可采用心率监测法,运动时心率不应超过最大心率(180 或 170 次/分)的 60%～85%。

5.减少钠盐的摄入量、补充钙和钾盐

膳食中约大部分钠盐来自烹调用盐和各种腌制品，所以应减少烹调用盐及腌制品的食用，每人每天食盐量摄入应少于 2.4 g(相当于氯化钠 6 g)。通过食用含钾丰富的水果如香蕉、橘子和蔬菜如油菜、香菇、大枣等，增加钾的摄入。喝牛奶补充钙的摄入。

6.多食含维生素丰富的食物

多吃水果和蔬菜，减少食物中饱和脂肪酸的含量和脂肪总量。

7.减轻精神压力，保持心理平衡

长期精神压力和情绪忧郁是降压治疗效果欠佳的重要原因，亦可导致高血压。应对患者作耐心的劝导和心理疏导，鼓励其参加社交活动、户外活动等。

(四)降压药物治疗对象

高血压 2 级或以上患者[≥21.3/13.3 kPa(160/100 mmHg)]；高血压合并糖尿病、心、脑、肾靶器官损害患者；血压持续升高 6 个月以上，改善生活方式后血压仍未获得有效控制者。从心血管危险分层的角度，高危和极高危患者应立即开始使用降压药物强化治疗。中危和低危患者则先继续监测血压和其他危险因素，之后再根据血压状况决定是否开始药物治疗。

(五)降压药物治疗

1.降压药物分类

现有的降压药种类很多，目前常用降压药物可归纳为以下几大类(表 2-2)：利尿剂、β 受体阻滞剂、钙通道阻滞剂、血管紧张素转换酶抑制剂和血管紧张素Ⅱ受体阻滞剂、α 受体阻滞剂。

表 2-2　常用降压药物名称、剂量及用法

药物种类	药名	剂量	用法(每天)
利尿剂	氢氯噻嗪	12.5～25 mg	1～3 次
	呋塞米	20 mg	1～2 次
	螺内酯	20 mg	1～3 次
β 受体阻滞剂	美托洛尔	12.5～50 mg	2 次
	阿替洛尔	12.5～25 mg	1～2 次
钙通道阻滞剂	硝苯地平控释片	30 mg	1 次
	地尔硫䓬缓释片	90～180 mg	1 次
血管紧张素转换酶抑制剂	卡托普利	25～50 mg	2～3 次
	依那普利	5～10 mg	1～2 次

续表

药物种类	药名	剂量	用法(每天)
血管紧张素Ⅱ受体阻滞剂	缬沙坦	80～160 mg	1次
	伊贝沙坦	150 mg	1次
α受体阻滞剂	哌唑嗪	0.5～3 mg	2～3次
	特拉唑嗪	1～8 mg	1次

2.联合用药

临床实际使用降压药时,由于患者心血管危险因素状况、并发症、靶器官损害、降压疗效、药物费用以及不良反应等,都可能影响降压药的具体选择。任何药物在长期治疗中均难以完全避免其不良反应,联合用药可使不同的药物互相取长补短,有可能减轻或抵消某些不良反应。联合用药可减少单一药物剂量,提高患者的耐受性和依从性。现在认为,2级高血压[≥21.3/13.3 kPa(160/100 mmHg)]患者在开始时就可以采用两种降压药物联合治疗,有利于血压在相对较短的时间内达到目标值。比较合理的两种降压药联合治疗方案是:利尿剂与β受体阻滞剂;利尿剂与血管紧张素转换酶或血管紧张素受体拮抗剂;二氢吡啶类钙通道阻滞剂与β受体阻滞剂;钙通道阻滞剂与血管紧张素转换酶或血管紧张素受体拮抗剂,α受体阻滞剂和β受体阻滞剂。必要时也可用其他组合,包括中枢作用药如$α_2$受体激动剂、咪达唑啉受体调节剂,以及血管紧张素转换酶与血管紧张素受体拮抗剂;国内研制了多种复方制剂,如复方降压片、降压0号等,以当时常用的利舍平、双肼屈嗪(血压达静)、氢氯噻嗪为主要成分,因其有一定降压效果,服药方便且价格低廉而广泛使用。

九、护理

(一)一般护理

1.休息

早期高血压患者可参加工作,但不要过度疲劳,坚持适当的锻炼,如骑自行车、跑步、做体操及打太极拳等。要有充足的睡眠,保持心情舒畅,避免精神紧张和情绪激动,消除恐惧、焦虑、悲观等不良情绪。晚期血压持续增高,伴有心、肾、脑病时应卧床休息。关心体贴患者,使其精神愉快,鼓励患者树立战胜疾病的信心。

2.饮食

饮食方面应给低盐、低脂肪、低热量饮食,以减轻体重。因为摄入总热量太大超过消耗量，多余的热量转化为脂肪，身体就会发胖，体重增加，提高血液循环的要求，必定提高血压。鼓励患者多食水果、蔬菜、戒烟、控制饮酒、咖啡、浓茶等刺激性饮料。少吃胆固醇含量多的食物，对服用排钾利尿剂的患者应注意补充含钾高的食物如蘑菇、香蕉、橘子等。肥胖者应限制热能摄入，控制体重在理想范围之内。

3.病房环境

病房环境应整洁、安静、舒适、安全。

(二)对症护理及病情观察护理

1.剧烈头痛

当出现剧烈头痛伴恶心、呕吐，常是血压突然升高、高血压脑病，应立即让患者卧床休息，并测量血压及脉搏、心率、心律，积极协助医师采取降压措施。

2.呼吸困难、发绀

呼吸困难、发绀是高血压引起的左心衰竭所致，应立即给予舒适的半卧位，及时给予氧气吸入。按医嘱应用洋地黄治疗。

3.心悸

严密观察脉搏、心率、心律变化并做记录。安静休息，严禁下床，并安慰患者消除紧张情绪。

4.水肿

晚期高血压伴心力衰竭、肾衰竭时可出现水肿。护理中注意严格记录出入量，限制钠盐和水分摄入。严格卧床休息，注意皮肤护理，严防压疮发生。

5.昏迷、瘫痪

昏迷、瘫痪是晚期高血压引起脑血管意外所引起。应注意安全护理，防止患者坠床、窒息、肢体烫伤等。

6.病情观察护理

对血压持续增高的患者，应每天测量血压 2～3 次，并做好记录，必要时测立、坐、卧位血压，掌握血压变化规律。如血压波动过大，要警惕脑出血的发生。如在血压急剧增高的同时，出现头痛、视物模糊、恶心、呕吐、抽搐等症状，应考虑高血压脑病的发生。如出现端坐呼吸、喘憋、发绀、咳粉红色泡沫痰等，应考虑急性左心衰竭的发生。出现上述各种表现时均应立即送医院进行紧急救治。另外，在变换体位时也应动作缓慢，以免发生意外。有些降压药可引起水、钠潴留。因此，需每天测体重，准确记录出入量，观察水肿情况，注意保持出入量的平衡。

(三)用药观察与护理

1.用药原则

终身用药,缓慢降压,从小剂量开始逐步增加剂量,即使血压降至理想水平后,也应服用维持量,老年患者服药期间改变体位要缓慢,以免发生意外,合理联合用药。

2.药物不良反应观察

使用噻嗪类和襻利尿剂时应注意血钾、血钠的变化;用β受体阻滞剂应注意其抑制心肌收缩力、心动过缓、房室传导时间延长、支气管痉挛、低血糖、血脂升高的不良反应;钙通道阻滞剂硝苯地平的不良反应有头痛、面红、下肢水肿、心动过速;血管紧张素转换酶抑制剂可有头晕、乏力、咳嗽、肾功能损害等不良反应。

(四)心理护理

患者多表现有易激动、焦虑及抑郁等心理特点,而精神紧张、情绪激动、不良刺激等因素均与高血压密切相关。因此,对待患者应耐心、亲切、和蔼、周到。根据患者特点,有针对性地进行心理疏导。同时,让患者了解控制血压的重要性,帮助患者训练自我控制的能力,参与自身治疗护理方案的制订和实施,指导患者坚持长期的饮食、药物、运动治疗,将血压控制在接近正常的水平,以减少对靶器官的进一步损害,定期复查。

十、出院指导

(一)饮食调节指导

强调高血压患者要以低盐、低脂肪、低热量、低胆固醇饮食为宜;少吃或不吃含饱和脂肪的动物脂肪,多食含维生素的食物,多摄入富含钾、钙的食物,食盐量应控制在3～5 g/d,严重高血压病患者的食盐量控制在1～2 g/d。饮食要定量、均衡、不暴饮暴食;同时适当地减轻体重,有利于降压。戒烟和控制酒量。

(二)休息和锻炼指导

高血压患者的休息和活动应根据患者的体质、病情适当调节,病重体弱者,应以休息为主。随着病情好转,血压稳定,每天适当从事一些工作、学习、劳动将有益身心健康;还可以增加一些适宜的体能锻炼,如散步、慢跑、打太极拳、做体操等有氧活动。患者应在运动前了解自己的身体状况,以此来决定自己的运动种类、强度、频度和持续时间。注意规律生活,保证充足的休息和睡眠,对于睡眠差、易醒、早醒者,可在睡前饮热牛奶200 mL,或用40～50 ℃温水泡足30分钟,或选择自己喜爱的放松精神情绪的音乐协助入睡。总之，要注意劳逸结合，养成良好的生活习惯。

（三）心理健康指导

高血压病的发病机制是除躯体因素外，心理因素占主导地位，强烈的焦虑、紧张、愤怒以及压抑常为高血压病的诱发因素，因此教会患者自我调节和自我控制能力是关键。护士要鼓励患者保持豁达、开朗愉快的心境和稳定的情绪，培养广泛的爱好和兴趣。同时指导家属为患者创造良好的生活氛围，避免引起患者紧张、激动和悲哀等不良情绪。

（四）血压监测指导

建议患者自行购买血压计，随时监测血压。指导患者和家属正确测量血压的方法，监测血压、做好记录，复诊时对医师加减药物剂量会有很好的参考依据。

（五）用药指导

由于高血压是一种慢性病，需要长期的、终身的服药治疗，而这种治疗要患者自己或家属配合进行，所以患者及家属要了解服用的药物种类及用药剂量、用药方法、药物的不良反应、服用药物的最佳时间，以便发挥药物的最佳效果和减少不良反应。出现不良反应，要及时报告主诊医师，以便调整药物及采取必要的处理措施。切不可血压降下来就停药，血压上升又服药，血压反复波动，对健康极为不利。由于这类患者大多是年纪较大，容易遗忘服药，可建议患者在家中醒目之处做标记，以起到提示作用。对血压显著增高多年的患者，血压不宜下降过快，因为患者往往不能适应，并可导致心、脑、肾血液的供应不足而引起脑血管意外，如使用可引起明显直立性低血压药物时，应向患者说明平卧起立或坐位起立时，动作要缓慢，以免血压突然下降，出现晕厥而发生意外。

（六）按时就医

服完药出现血压升高或过低；血压波动大；出现眼花、头晕、恶心呕吐、视物不清、偏瘫、失语、意识障碍、呼吸困难、肢体乏力等情况时立即到医院就医。如病情危重，可求助“120”急救中心。

第二节　继发性高血压

继发性高血压是指继发于其他疾病或原因的高血压，也称为症状性高血压，只占人群高血压的5%～10%。血压升高仅是这些疾病的一个临床表现。继发性高血压的临床表现、并发症和后果与原发性高血压相似。继发性高血压的原发病可以治愈，而原发病治愈之后高血压症状也随之消失，而延误诊治又可产生各种严重并发症，故需及时早期诊断，早期治疗继发性高血压是非常重要的。继发性高血压的主要病因有以下几点。

(1)肾脏病变：如急慢性肾小球肾炎、慢性肾盂肾炎、肾动脉狭窄、糖尿病性肾炎、先天遗传性肾病、红斑狼疮、多囊肾及肾积水等。

(2)大血管病变：如肾动脉粥样硬化、肾动脉痉挛、肾动脉先天性异常、动脉瘤等大血管畸形(先天性主动脉缩窄)、多发性大动脉炎等。

(3)妊娠高血压综合征疾病：多发生于妊娠晚期，严重时要终止妊娠。

(4)内分泌性病变：如嗜铬细胞瘤、原发性醛固酮增多症、皮质醇增多症等。

(5)脑部疾病：如脑瘤、脑部创伤、颅内压升高等。

(6)药源性因素：如长期口服避孕药、器官移植长期应用激素等。

下面叙述常见的继发性高血压。

一、肾实质性高血压

(一)病理生理

发生高血压主要和肾脏病变导致钠水排泄障碍、产生高血容量状态及肾脏病变可能促使肾性升压物质分泌增加有关。

(二)临床表现

1.急性肾小球肾炎

急性肾小球肾炎多见于青少年，有急性起病及链球菌感染史，有发热、血尿、水肿史。

2.慢性肾小球肾炎

慢性肾小球肾炎与原发性高血压伴肾功能损害者区别不明显，但有反复水肿史、贫血、血浆蛋白低、蛋白尿出现早而血压升高相对轻，眼底病变不明显。

3.糖尿病肾病

无论是胰岛素依赖性型糖尿病或是非胰岛素依赖性型，均可发生肾损害而有高血压，肾小球硬化。肾小球毛细血管增厚为主要的病理改变。早期肾功能正常，仅有微量清蛋白尿，血压也可能正常，伴随病情发展，出现明显蛋白尿及肾功能不全而诱发血压升高。

4.慢性肾盂肾炎

患者既往有急性尿路感染病史，出现尿急、尿痛、尿频症状，尿常规可见白细胞，尿细菌培养阳性，一般肾盂肾炎不引起血压升高，当肾功能损害程度重时，可以出现高血压症状，肾衰竭。

（三）治疗

同原发性高血压及相关疾病治疗。

二、肾动脉狭窄性高血压

（一）病理生理

发生高血压主要是肾动脉主干及分支狭窄，造成肾实质缺血，以及肾素-血管紧张素-醛固酮系统、激肽释放酶-激肽-前列腺素系统的升压、降压作用失衡，即可出现高血压症状。在我国由于肾动脉狭窄引起的高血压病患者中，大动脉炎占70%，纤维肌性发育不良占20%、动脉粥样硬化仅占5%。可为单侧或双侧性。

（二）临床表现

患者多为中青年女性，多无高血压家族史；高血压的病程短，进展快，多呈恶性高血压表现；一般降压治疗反应差，本病多有舒张压中、重度升高，腹部及腰部可闻及血管性杂音，眼底呈缺血性改变。大剂量断层静脉肾盂造影，放射性核素肾图有助于诊断，肾动脉造影可明确诊断。

（三）治疗

治疗手段包括手术、经皮肾动脉成形术和药物治疗。手术治疗包括血流重建术、肾移植术、肾切除术。经皮穿刺肾动脉成形术是治疗肾动脉狭窄的主要方法，其成功率为80%～90%；创伤小，疗效好，为首选治疗方法。使用降压药物时，选药原则同原发性高血压。但对一般降压药物反应不佳。血管紧张素转换酶有降压效果，但可能使肾小球滤过率进一步降低，使肾功能不全恶化。钙通道阻滞剂有降压作用，并不明显影响肾功能。

三、嗜铬细胞瘤

(一)病理生理

嗜铬细胞瘤是肾上腺髓质或交感神经节等内皮组织嗜铬细胞的肿瘤的通称。最早发现的肿瘤在肾上腺,后来在交感神经元组织中也发现了具有相同生物特性的肿瘤。肾上腺部位的嗜铬细胞瘤产生肾上腺素和去甲肾上腺素,二者通过兴奋细胞膜的肾上腺素能 α 和 β 受体而发生效能,从而引起血压升高以及其他心血管和代谢改变。

(二)临床表现

血压波动明显,阵发性血压增高伴心动过速、头痛、出汗、面色苍白等症状,严重时可有心律失常、心绞痛、急性心力衰竭、脑卒中等。发作时间一般为数分钟至数小时,多为诱发因素引起,如体位改变、情绪波动、触摸肿瘤部位等。对一般降压药物无效,或高血压伴血糖升高,代谢亢进等表现者应疑及本病。在血压增高期测定血与尿中儿茶酚胺及其代谢产物香草基杏仁酸(VMA)测定有助于诊断,酚苄明试验(10 mg,每天 3 次),3 天内血压降至正常,对诊断有价值。B 超、CT、MRT 检查可发现并确定肿瘤的部位及形态,大多数嗜铬细胞瘤为良性,可作手术切除,效果好,约 10%嗜铬细胞瘤为恶性,肿瘤切除后可有多处转移灶。

(三)治疗

手术治疗为首选的治疗方法。只有临床上确诊为恶性嗜铬细胞瘤已转移,或患者不能耐受手术时,才行内科治疗。

四、原发性醛固酮增多症

(一)病理生理

肾上腺皮质增生或肿瘤分泌过多醛固酮所致。过量分泌的醛固酮通过其水、钠潴留效应导致高血压。水、钠潴留使细胞外液容量明显增加,故心排血量增多引起血压升高。最初,高血压是容量依赖性的,血压升高与钾丢失同时存在。随着病程延长,长期细胞内钠浓度升高和细胞内低钾直接导致血管平滑肌收缩,使外周血管阻力升高,逐渐出现阻力性高血压。

(二)临床表现

临床上以长期高血压伴顽固的低钾血症为特征,可有肌无力、周期性瘫痪、烦渴、多尿、室性期前收缩及其他室性心律失常，心电图可有明显U波、Q-T间期延长等表现。血压多为轻、中度增高。实验室检查有低钾血症、高钠血症、代谢性碱中毒，血浆肾素活性降低，尿醛固酮排泄增多等。螺内酯试验阳性，具有诊断价值。

（三）治疗

大多数原发性醛固酮增多症是由单一肾上腺皮质腺瘤所致，手术切除是最好的治疗方法，术前应控制血压，纠正低钾。药物治疗，尤其适用于肾上腺皮质增生引起的特发性醛固酮增多症，可作肾上腺大部切除术，但效果差、一般需用药物治疗。常用药物有螺内酯、钙通道阻滞剂、糖皮质激素等。

五、皮质醇增多症

（一）病理生理

肾上腺皮质肿瘤或增生分泌糖皮质激素过多所致，又称为库欣综合征，为促肾上腺皮质激素过多或肾上腺病变所致。此外，长期大量应用糖皮质激素治疗某种病可引起医源性类库欣综合征；患者本身垂体肾上腺皮质受到抑制、功能减退，一旦停药或遭受应激，可发生肾上腺功能低下。

（二）临床表现

除高血压外，尚有向心性肥胖，满月脸，多毛，皮肤细薄而有紫纹，血糖增高等特征性表现。实验室检查24小时尿中17-羟皮质类固醇或17-酮皮质类固醇增多、地塞米松抑制试验及促肾上腺皮质激素兴奋试验阳性有助于诊断。颅内蝶鞍X线检查，肾上腺CT放射性碘化胆固醇肾上腺扫描可用于病变定位诊断。

（三）治疗

皮质醇增多症病因复杂，治疗方法也各不相同。已知的病因有垂体性库欣病、肾上腺瘤、肾上腺癌、不依赖于促肾上腺皮质激素双侧肾上腺增生、异位促肾上腺皮质激素综合征等。治疗方法涉及手术、放射治疗及药物治疗。

六、主动脉缩窄

（一）病理生理

多数为先天性血管畸形，少数为多发性大动脉炎所引起高血压。

（二）临床表现

上肢血压增高，而下肢血压不高或降低，呈上肢血压高于下肢的反常现象，腹主动脉、股动脉及其他下肢动脉搏动减弱或不能触及，右肩胛间区、腋部可有侧支循环动脉的搏动和杂音或腹部听诊有血管杂音。检查胸部X线摄影可显示左心室扩大迹象，主动脉造影可明确诊断。

(三)治疗

对缓解期慢性期患者考虑外科手术治疗，急性期的可应用甲氨蝶呤和糖皮质激素，要密切监测血压，另外抗血栓应用阿司匹林对症治疗，应用扩血管及降压药。

七、妊娠高血压疾病

妊娠高血压疾病(旧称妊高征)，平均发病率为9.2%，是造成母婴围生期发病和死亡的重要原因之一。

(一)病理生理

妊娠高血压疾病基本病变为全身小动脉痉挛，导致全身脏器血流不畅，微循环供血不足，组织缺血缺氧，血管痉挛和血压升高导致血管内皮功能紊乱和损害，前列腺素合成减少，血栓素产生增多。结果血小板和纤维蛋白原等物质通过损伤处沉积在血管内皮下，进一步使管腔狭窄，加重组织缺血、缺氧，又刺激血管收缩，使周围循环阻力增大，血压进一步升高。

(二)临床表现

妊娠高血压疾病常于妊娠20周后开始发病，以血压升高、蛋白尿及水肿为特征。表现为体重增加过多，每周增加>0.5 kg，经休息水肿不消退，后出现高血压。病情继续发展出现先兆子痫、子痫。重度妊娠高血压疾病血管病变明显，可导致重要脏器损害，出现严重并发症。妊娠高血压疾病时血细胞比容<35%，血小板计数<100×10^9/L(10万/mm^3)，呈进行性下降，白蛋白/球蛋白比例倒置；重度妊娠高血压疾病可出现溶血。妊娠高血压疾病主要应与慢性高血压或肾脏病合并妊娠相鉴别。

(三)治疗

1.一般治疗

注意休息，轻症无需住院，中、重度患者应入院治疗。保证足够睡眠及思想放松。休息、睡眠时取左侧卧位，少食盐及刺激性食物，戒酒。保证能量供应及足够蛋白质；对于中、重度患者每4小时测1次血压，密切注意血压变化。

2.药物治疗

轻度患者适当服用镇静药物，如地西泮、苯巴比妥等，以保证休息。一般不用降压药物和解痉药。中度患者，硫酸镁是首选解痉药，硫酸镁血浓度治疗量为2～3 mmol/L，>3.5 mmol/L时膝腱反射消失，>7.5 mmol/L时可出现心跳呼吸停止。由于硫酸镁的中毒量和治疗量很接近，因此使用时应严防中毒。妊娠高血压疾病当血压>22.0/15.0 kPa(165/113 mmHg)时，可能引起孕产妇脑血管意外、视网膜剥脱、胎盘灌流减少和胎盘早剥等。因此降压治疗是重要措施之一。应避免血压下降过快、过低而影响胎盘灌流导致胎儿缺血缺氧。对重度妊娠高血压疾病的心力衰竭伴水肿，可疑早期急性肾衰竭、子痫和脑水肿者，可应用快速利尿剂和20%甘露醇脱水降颅内压。

3.扩容治疗

重度妊娠高血压疾病时因小动脉痉挛导致血容量相对不足，因此扩容应在解痉治疗的基础上进行。

八、护理措施及出院指导

参阅原发性高血压有关护理部分。

第三节 心 绞 痛

一、稳定型心绞痛

稳定型心绞痛是在冠状动脉狭窄的基础上，冠状动脉供血不足引起的心肌急剧的、暂时的缺血缺氧综合征。临床特点为阵发性胸骨后或心前区压榨性疼痛，常发生于劳力性心肌负荷增加时，持续数分钟，休息或用硝酸酯制剂后消失，其临床表现在1～3个月相对稳定。

(一)病因与发病机制

最常见的病因为冠状动脉粥样硬化。其他病因最常见为重度主动脉瓣狭窄或关闭不全，肥厚型心肌病、先天性冠状动脉畸形等亦可是本病病因。

心肌能量的产生依赖大量的氧气供应。心肌对氧的依赖性最强，耗氧量为9 mL/(min·100 g)，高居人体其他器官之首。生理条件下，心肌细胞从冠状动脉血中摄取氧的能力也最强，可摄取血氧含量的65%～75%，接近于最大摄取量，因此，当心肌需氧量增加时，心肌细胞很难再从血液中摄取更多的氧，而只能依靠增加冠状动脉血流储备来满足心肌需氧量的增加。正常情况下，冠状循环储备能力很强，如剧烈体力活动时，冠状动脉扩张可通过使其血流量增加到静息时的6～7倍，即使在缺氧状态下，也能使血流量增加4～5倍。然而在病理条件下（如冠状动脉狭窄），冠状循环储备能力下降，冠状动脉供血与心肌需血之间就会发生矛盾，即冠状动脉血流量不能满足心肌的代谢需要，此时就会引起心肌缺血缺氧，诱发心绞痛。

动脉粥样硬化斑块导致冠状动脉狭窄，冠状动脉扩张性减弱，血流量减少。当冠状动脉管腔狭窄＜50％时，心肌血供基本不受影响，即血液供应尚能满足心肌平时的需要，则无心肌缺血症状，各种心脏负荷试验也无阳性表现。然而当至少一支主要冠状动脉管腔狭窄＞75％时，静息时尚可代偿，但当心脏负荷突然增加（如劳累、激动、左心衰竭等）时，则心肌氧耗量增加，而病变的冠状动脉不能充分扩张以供应足够的血液和氧气，即可引起心绞痛发作。此种心肌缺血为"需氧增加性心肌缺血"，而且粥样硬化斑块稳定，冠状动脉对心肌的供血量相对比较恒定。这是大多数稳定型心绞痛的发病机制。

疼痛产生的原因：产生疼痛的直接原因可能是在缺血缺氧的情况下，心肌内积聚过多的代谢产物如乳酸、丙酮酸、磷酸等酸性物质或类激肽多肽类物质，刺激心脏内自主神经的传入纤维末梢，经胸1～5交感神经节和相应的脊髓段，传至大脑，即可产生疼痛感觉。这种痛觉可反映在与自主神经进入水平相同脊髓段的脊神经所分布的区域——胸骨后和两臂的前内侧与小指，尤其是在左侧，而多不在心脏部位。有人认为，在缺血区内富有神经分布的冠状血管的异常牵拉或收缩，也可直接产生疼痛冲动。

（二）病理生理和病理解剖

患者在心绞痛发作之前，常有血压增高、心率增快、肺动脉压和肺毛细血管压增高的变化，反映心脏和肺的顺应性减低。发作时可有左心室收缩力和收缩速度降低、射血速度减慢、左心室收缩压下降、心搏量和心排血量降低、左心室舒张末期压和血容量增加等左心室收缩和舒张功能障碍的病理生理变化。左心室壁可呈收缩不协调或部分心室壁有收缩减弱的现象。

粥样硬化可累及冠状动脉任何一支，其中以左前降支受累最为多见，病变也最为严重，其次是右冠状动脉、左回旋支和左主干。血管近端的病变较远端为重，主支病变较分支为重。粥样硬化斑块多分部在分支血管开口处，且常为偏心性，呈新月形。

冠状动脉造影显示，稳定型心绞痛患者中，有1支、2支或3支冠状动脉腔径减少＞70％者各占25％左右，左主干狭窄占5％～10％，无显著狭窄者约占15％；而在不稳定型心绞痛患者中，单支血管病变约占10％，2支血管病变占20％，3支血管病变占40％，左主干病变约占20％，无明显血管梗阻者占10％，而且病变常呈高度狭窄、偏心性狭窄、表面毛糙或充盈缺损等。冠状动脉造影未发现异常的心绞痛患者，可能是因为冠状动脉痉挛、冠状动脉内血栓自发性溶解、微循环灌注障碍或造影检查时未识别，也可能与血红蛋白与氧的离解异常、交感神经过度活动、儿茶酚胺分泌过多或心肌代谢异常等有关。

(三)临床表现

1.症状

心绞痛以发作性胸痛为主要临床表现，疼痛的特点为以下几点。

(1)部位：典型心绞痛的部位是在胸骨体上中段之后或左前胸，范围有手掌大小甚至横贯前胸，界限不很清楚；可以放射到颈部、咽部、颌部、上腹部、肩背部、左臂及左手指，也可以放射至其他部位。非典型者可以表现在胸部以外的其他部位如上腹部、咽部、颈部等。疼痛每次发作的部位往往是相似的。

(2)性质：常呈紧缩感、绞榨感、压迫感、烧灼感、胸闷或窒息感、沉重感，有的只表现为胸部不适、乏力或气短，主观感觉个体差异较大，但一般不会是针刺样疼痛。疼痛发作时，患者往往被迫停止原来的活动，直至症状缓解。

(3)持续时间：疼痛呈阵发性发作，持续数分钟，一般不会超过10分钟，也不会转瞬即逝或持续数小时。疼痛可数天或数周发作一次，亦可1天内发作多次。

(4)诱因：疼痛常由体力劳动(如快步行走、爬坡等)或情绪激动(如愤怒、焦急、过度兴奋等)所诱发，饱食、寒冷、吸烟、贫血、心动过速和休克等亦可诱发。疼痛多发生于劳力或激动当时而不在其之后。典型的心绞痛常在相似的条件下发生，但有时同样的劳力只在早晨而不在下午引起心绞痛，可能与晨间疼痛阈值较低有关。

(5)缓解方式：一般停止诱发活动后疼痛即可缓解，舌下含硝酸甘油也能在2～5分钟(很少超过5分钟)使之缓解。

2.体征

体检常无明显异常。心绞痛发作时可有心率增快、血压升高、焦虑、出汗等；有时可闻及第四心音、第三心音或奔马律，心尖部收缩期杂音(是乳头肌缺血性功能失调引起二尖瓣关闭不全所致)，第二心音逆分裂；偶闻双肺底湿啰音。

3.分级

参照加拿大心血管学会分级标准，将稳定型心绞痛严重程度分为4级。

(1)Ⅰ级:一般体力活动如行走和上楼等不引起心绞痛,但紧张、剧烈或持续用力可引起心绞痛发作。

(2)Ⅱ级:日常体力活动稍受限制,快步行走或上楼、登高、饭后行走或上楼、寒冷或风中行走、情绪激动等可发作心绞痛,或仅在睡醒后数小时内发作,在正常情况下以一般速度平地步行 200 m 以上或登一层以上的楼梯受限。

(3)Ⅲ级:日常体力活动明显受限,在正常情况下以一般速度平地步行 100～200 m 或登一层楼梯时可发作心绞痛。

(4)Ⅳ级:轻微活动或休息时即可出现心绞痛症状。

(四)辅助检查

1.实验室检查

基本检查包括空腹血糖(必要时查糖耐量试验)、血脂和血红蛋白等;胸痛较明显者需查心肌坏死标志物;冠状动脉造影前还需查尿常规、肝肾功能、电解质、肝炎相关抗原、人类免疫缺陷病毒及梅毒血清试验等;必要时检查甲状腺功能。

2.心电图检查

(1)静息心电图:约半数心绞痛患者的心电图在正常范围。可有陈旧性心肌梗死或非特异性 ST-T 改变,有时出现房室或束支传导阻滞或室性、房性期前收缩等心律失常。不常见的隐匿性的心电图表现为U 波倒置。与既往心电图做比较,可提高心电图的诊断准确率。

(2)心绞痛发作时心电图:95%的患者于心绞痛时出现暂时的缺血性 ST 段移位。因心内膜下心肌更容易发生缺血,故常见心内膜下心肌缺血的导联 ST 段压低>0.1 mV,发作缓解后恢复;有时出现 T 波倒置。平时有 T 波持续倒置者,心绞痛发作时可变为直立(称为“假性正常化”)。T 波改变反映心肌缺血的特异性不如 ST 段,但与平时心电图比较则有助于诊断。

(3)心电图负荷试验:运动负荷试验最为常用,运动可增加心脏负荷以激发心肌缺血。运动方式主要有分级踏板或蹬车。

(4)心电图连续监测:常用方法是让患者佩带慢速转动的记录装置,以两个双极胸导联(现可同步12 导联)连续记录并自动分析 24 小时心电图(动态心电图),然后在显示屏上快速回放并进行人机对话选段记录,最后打印综合报告。动态心电图可发现 ST-T 改变和各种心律失常,出现时间可与患者的活动情况和症状相对照。胸痛发作时心电图显示缺血性 ST-T 改变有助于心绞痛的诊断。

3.超声心动图检查

超声心动图检查可以观察心腔大小、心脏结构、室壁厚度和心肌功能状态，根据室壁运动异常，可判断心肌缺血和陈旧性梗死区域。稳定型心绞痛患者的静息超声心动图大都无异常表现，负荷超声心动图有助于识别心肌缺血的范围和程度。

4.血管内超声和冠状动脉内多普勒血流描记

血管内超声是近年来应用于临床的一种高分辨率检查手段，可作为冠状动脉造影更进一步的确诊手段。

5.多层螺旋X线计算机断层显像

多层螺旋X线计算机断层显像可进行冠状动脉三维重建，能较好应用于冠心病的诊断。

（五）内科治疗

1.一般治疗

心绞痛发作时立刻休息，症状一般在停止活动后即可消除。平时应尽量避免各种诱发因素如过度体力活动、情绪激动、饱餐、便秘等。调节饮食，特别是进食不宜过饱，避免油腻饮食，忌烟酒。调整日常生活与工作量；减轻精神负担；治疗高血压、糖尿病、贫血、甲状腺功能亢进症等相关疾病。

2.硝酸酯类

该类药物可扩张冠状动脉、降低血流阻力、增加冠状循环血流量；同时能扩张周围血管，减少静脉回流，降低心室容量、心腔内压力、心排血量和血压，减低心脏前后负荷和心肌需氧量，从而缓解心绞痛。患有青光眼、颅内压增高、低血压者不宜应用本类药物。

硝酸甘油：心绞痛发作时应用，0.3～0.6 mg舌下含化，可迅速被唾液溶解而吸收，1～2分钟开始起效，作用持续约30分钟。对约92%的患者有效，其中76%在3分钟内见效。

3.β受体阻滞剂（美托洛尔）

阻断拟交感胺类的刺激作用，减慢心率、降低血压，减弱心肌收缩力和降低心肌氧耗量，从而缓解心绞痛发作。

4.钙通道阻滞剂［盐酸地尔硫䓬片（合心爽）、硝苯地平］

本类药物能抑制钙离子进入细胞和心肌细胞兴奋-收缩偶联中钙离子的作用，因而可抑制心肌收缩，减少心肌氧耗；扩张冠状动脉，解除冠状动脉痉挛，改善心肌供血。

5.抗血小板药物

若无特殊禁忌,所有患者均应服用阿司匹林。

6.调脂药物

调脂药物在治疗冠状动脉粥样硬化中起重要作用,他汀类制剂可使动脉粥样硬化斑块消退,并可改善血管内皮细胞功能。

7.代谢类药物

曲美他嗪通过调节心肌能源底物,抑制脂肪酸氧化,促进葡萄糖氧化,优化心肌能量代谢,能改善心肌缺血及左心室功能,缓解心绞痛,而不影响血流动力学。

8.中医中药治疗

目前以"活血化淤"法(常用丹参、红花、川芎、蒲黄、郁金、丹参滴丸或脑心通等)"芳香温通"法(常用苏合香丸、苏冰滴丸、宽胸丸或保心丸等)以及"祛痰通络"法(如通心络)最为常用。此外,针刺或穴位按摩治疗也可能有一定疗效。

二、不稳定型心绞痛

不稳定型心绞痛是指稳定型劳力性心绞痛以外的缺血性胸痛,包括初发型劳力性心绞痛、恶化型劳力性心绞痛,以及各型自发性心绞痛。不稳定型心绞痛通常认为是介于稳定型心绞痛与急性心肌梗死之间的一种临床状态。

(一)病因与发病机制

与稳定型劳力性心绞痛的差别在于当冠状动脉粥样硬化斑块不稳定时,易发生斑块破裂或出血、血小板聚集或血栓形成或冠状动脉痉挛致冠状动脉内张力增加,均可使心肌的血氧供应突然减少,心肌代谢产物清除障碍,引起心绞痛发作。此种心肌缺血为"供氧减少性心肌缺血",是引起大多数不稳定型心绞痛的原因。虽然这种心绞痛也可因劳力负荷增加而诱发,但劳力终止后胸痛并不能缓解。

(二)临床表现

1.症状

不稳定型心绞痛的胸痛部位和性质与稳定型心绞痛相似,但通常程度更重,持续时间较长,患者偶尔从睡眠中痛醒。以下线索有助于不稳定型心绞痛的诊断。

(1)诱发心绞痛的体力活动阈值突然或持久地降低。

(2)心绞痛发生的频率、严重程度和持续时间增加或延长。

(3)出现静息性或夜间性心绞痛。

(4)胸痛放射至附近或新的部位。

(5)发作时伴有新的相关特征,如出汗、恶心、呕吐、心悸或呼吸困难等。

(6)原来能使疼痛缓解的方式只能暂时或不完全性地使疼痛缓解。

2.体征

体征可有一过性第三心音或第四心音,重症者可有肺部啰音或原有啰音增加、心动过缓或心动过速,或因二尖瓣反流引起的收缩期杂音。若疼痛发作期间发生急性充血性心力衰竭和低血压提示预后较差。

3.分级

依据心绞痛严重程度将不稳定型心绞痛分为 3 级。

(1)Ⅰ级:初发性、严重性或加剧性心绞痛,指心绞痛发生在就诊前 2 个月内,无静息时疼痛,每天发作3 次或以上,或稳定型心绞痛的心绞痛发作更频繁或更严重,持续时间更长,或诱发体力活动的阈值降低。

(2)Ⅱ级:静息型亚急性心绞痛,指就诊前 1 个月内发生过 1 次或多次静息型心绞痛,但近 48 小时内无发作。

(3)Ⅲ级:静息型急性心绞痛,指在 48 小时内有 1 次或多次静息型心绞痛发作。

(三)内科治疗

不稳定型心绞痛是严重的、具有潜在危险性的疾病,随时可能发展为急性心肌梗死,因此应引起高度重视。对疼痛发作频繁或持续不缓解以及高危患者应立即住院治疗。

1.一般治疗

(1)急性期宜卧床休息,消除心理负担,保持环境安静,必要时给予小剂量镇静剂和抗焦虑药物。

(2)有呼吸困难、发绀者应给氧吸入,维持血氧饱和度达到 90%。

(3)积极诊治可能引起心肌耗氧量增加的疾病,如感染、发热、急性胃肠道功能紊乱、甲状腺功能亢进症、贫血、心律失常和原有心力衰竭的加重等。

(4)必要时应重复检测心肌坏死标志物,以排除急性心肌梗死。

2.硝酸酯类制剂

在发病最初 24 小时的治疗中,静脉内应用硝酸甘油有利于较恒定地控制心肌缺血发作;对已用硝酸酯药物和 β 受体阻滞剂等作为标准治疗的患者,静脉应用硝酸甘油能减少心绞痛的发作次数。初始用量 5～10 μg/min,持续滴注,每

3～10 分钟增加 10 μg/min，直至症状缓解或出现明显不良反应如头痛或低血压［收缩压<12.0 kPa(90 mmHg)或比用药前下降 4.0 kPa(30 mmHg)］。目前推荐静脉用药症状消失 24 小时后，改用口服制剂或皮肤贴剂。持续静脉应用硝酸甘油 24～48 小时即可出现药物耐受。

3.β受体阻滞剂

可用于所有无禁忌证的不稳定型心绞痛患者，并应及早开始应用，口服剂量要个体化，使患者安静时心率 50～70 次/分。

4.钙通道阻滞剂

钙通道阻滞剂能有效地减轻心绞痛症状，尤其用于治疗变异型心绞痛疗效最好。

5.抗凝制剂(肝素和低分子肝素)

静脉注射肝素治疗不稳定型心绞痛是有效的，推荐剂量为先给予肝素 80 U/kg静脉注射，然后以18 U/(kg·h)的速度静脉滴注维持，治疗过程中需注意开始用药或调整剂量后 6 小时测定部分激活凝血酶时间，并调整用量，使激活凝血酶时间控制在 45～70 秒。低分子肝素与普通肝素相比，可以只根据体重调节皮下用量，而不需要实验室监测；疗效肯定，使用方便。

6.抗血小板制剂

(1)阿司匹林类制剂：阻断血小板聚集，防止血栓形成，抑制血管痉挛。阿司匹林可降低不稳定型心绞痛患者的死亡率和急性心肌梗死的发生率，除了短期效应外，长期服用也是有益的。用量每天 75～325 mg。小剂量阿司匹林的胃肠道不良反应并不常见，对该药过敏、活动性消化性溃疡、局部出血和出血体质者则不宜应用。

(2)二磷酸腺苷受体拮抗剂：氯吡格雷是新一代血小板二磷酸腺苷受体抑制剂，可抑制血小板内钙离子活性，抑制血小板之间纤维蛋白原桥的形成，防止血小板聚集，作用强于阿司匹林，即可单用于阿司匹林不能耐受者，也可与阿司匹林联合应用。常用剂量每天 75 mg，必要时先给予负荷量 300 mg，2 小时后达有效血药浓度。本药不良反应小，作用快，不需要复查血常规。

7.血管紧张素转换酶抑制剂

冠心病患者均能从血管紧张素转换酶抑制剂治疗中获益，合并糖尿病、心力衰竭或左心室收缩功能不全的高危患者应该使用血管紧张素转换酶抑制剂。临床常用制剂：卡托普利、依那普利。

8.调脂制剂

他汀类药物能有效降低胆固醇和低密度脂蛋白胆固醇(LDL-C),并因此降低心血管事件;同时他汀类还有延缓斑块进展、稳定斑块和抗炎等有益作用。常用他汀制剂:洛伐他汀、辛伐他汀。在应用他汀类药物时,应严密监测转氨酶及肌酸激酶等生化指标,及时发现药物可能引起的肝脏损害和疾病。

三、心绞痛的护理

(一)一般护理

1.休息与活动

保持适当的体力活动,以不引起心绞痛为度,一般不需卧床休息。但心绞痛发作时立即停止活动,卧床休息,协助患者取舒适体位;不稳定型心绞痛者,应卧床休息。缓解期可逐渐增加活动量,应尽量避免各种诱发因素如过度体力活动、情绪激动、饱餐等,冬天注意保暖。

2.饮食

饮食原则为低盐、低脂低胆固醇、高维生素、易消化饮食。宣传饮食保健的重要性,进食不宜过饱,保持大便通畅、戒烟酒、肥胖者控制体重。

(二)对症护理及病情观察护理

1.缓解疼痛

心绞痛发作时指导患者停止活动,卧床休息;立即舌下含服硝酸甘油,必要时静脉滴注;吸氧;疼痛严重者给予哌替啶 50～100 mg 肌内注射;护士观察胸痛的部位、性质、程度、持续时间,严密监测血压、心率、心律、脉搏及心电图变化并嘱患者避免引起心绞痛的诱发因素。

2.防止发生急性心肌梗死

指导患者避免心肌梗死的诱发因素,观察心肌梗死的先兆,如心绞痛发作频繁且加重、休息及含服硝酸甘油不能缓解及有无心律失常等。

3.积极去除危险因素

治疗高血压、高血脂、糖尿病等与冠心病有关的疾病。定期复查心电图、血糖、血脂。

(三)用药观察与护理

注意药物疗效及不良反应。心绞痛发作给予硝酸甘油舌下含服后 1～2 分钟起作用,若服药后 3～5 分钟仍不缓解,可再服 1 片。不良反应有头晕、头胀痛、头部跳动感、面红、心悸等，偶有血压下降，因此第1次用药患者宜平卧片刻，必要时吸氧。对于心绞痛发作频繁或含服硝酸甘油效果差的患者应警惕心肌梗死的发生，遵医嘱静脉滴注硝酸甘油，监测血压及心率变化及心电图的变化。静脉滴注硝酸酯类掌握好用药浓度和输液速度，并嘱患者及家属切不可擅自行调节滴速，以免造成低血压。部分患者用药后可出现面部潮红、头部胀痛、头昏、心动过速、心悸等不适，应告诉患者是由于药物导致血管扩张造成的，以解除其顾虑。第一次用药时，患者宜平卧片刻。β受体阻滞剂有减慢心率的不良反应，二度或以上房室传导阻滞者不宜应用。

（四）心理护理

心绞痛发作时患者常感到焦虑，而焦虑能增强交感神经兴奋性，增加心肌需氧量，加重心绞痛，因此心绞痛发作时专人守护消除紧张、焦虑、恐惧情绪，避免各种诱发因素；指导患者正确使用心绞痛发作期及预防心绞痛的药物；若心绞痛发作较以往频繁、程度加重、用硝酸甘油无效，应立即来医院就诊，警惕急性心肌梗死发生。

（五）出院指导

（1）合理安排休息与活动，活动应循序渐进，以不引起心绞痛为原则。避免重体力劳动、精神过度紧张的工作或过度劳累。

（2）指导患者遵医嘱正确用药，学会观察药物的作用和不良反应。

（3）教会心绞痛时的自救护理：立即就地休息，含服随身携带的硝酸甘油，可重复应用；若心绞痛频繁发作或持续不缓解及时到医院就诊。

（4）防止心绞痛再发作应避免各种诱发因素如过度体力活动、情绪激动、饱餐、便秘等，并积极减少危险因素如戒烟，选择低盐、低脂低胆固醇、高维生素、易消化饮食，维持理想体重；治疗高血压、高血脂、糖尿病等与冠心病有关的疾病。

第四节　心脏瓣膜病

心脏瓣膜病是指心脏瓣膜存在结构和/或功能异常，是一组重要的心血管疾病。瓣膜开放使血流向前流动，瓣膜关闭则可防止血液反流。瓣膜狭窄，使心腔压力负荷增加；瓣膜关闭不全，使心腔容量负荷增加。这些血流动力学改变可导致心房或心室结构改变或功能异常，最终表现出心力衰竭、心律失常等临床表现。病变可累及一个或多个瓣膜。临床上以二尖瓣最常受累，其次为主动脉瓣。

风湿炎症导致的瓣膜损害称为风湿性心脏病，简称风心病。随着生活及医疗条件的改善，风湿性心脏病的人群患病率正在下降，但我国瓣膜性心脏病仍以风湿性心脏病最为常见。另外，黏液性变性及老年瓣膜钙化退行性改变所致的心脏瓣膜病日益增多。不同病因易累及的瓣膜也不一样，风湿性病心脏病患者中二尖瓣最常受累，其次是主动脉瓣；而老年退行性变瓣膜病以主动脉瓣膜病最为常见，其次是二尖瓣。在我国，二尖瓣狭窄90%以上为风湿性，风心病二尖瓣狭窄多见于20～40岁的青中年人，2/3为女性。本节主要介绍二尖瓣狭窄与二尖瓣关闭不全，主动脉瓣狭窄与主动脉关闭不全。

一、二尖瓣狭窄

(一)概念和特点

二尖瓣狭窄最常见的病因是风湿热，急性风湿热后至少需2年形成明显二尖瓣狭窄，通常需要5年以上的时间，故风湿性二尖瓣狭窄一般在40～50岁发病。女性患者居多约占2/3。

(二)相关病理生理

正常二尖瓣口面积4～6 cm^2，瓣口面积减小至1.5～2.0 cm^2属轻度狭窄；1.0～1.5 cm^2属中度狭窄；<1.0 cm^2属重度狭窄。

风湿性二尖瓣狭窄的基本病理变化为瓣叶和腱索的纤维化和挛缩，瓣叶交界面相互粘连，这些病变使瓣膜位置下移，严重者呈漏斗状，致瓣口狭窄，限制瓣膜活动和开放，瓣口面积缩小，血流受阻。

(三)主要病因及诱因

风湿热是二尖瓣狭窄的主要病因，是由A组β溶血性链球菌咽峡炎导致的一种反复发作的急性或慢性全身性结缔组织炎症。

(四)临床表现

1.症状

一般二尖瓣中度狭窄(瓣口面积<1.5 cm^2)始有临床症状。

(1)呼吸困难：是最常见的早期症状，常因劳累、情绪激动、妊娠、感染或快速性心房颤动时最易被诱发。随狭窄加重，可出现静息时呼吸困难、夜间阵发性呼吸困难和端坐呼吸。

(2)咳嗽:多为干咳无痰或泡沫痰,并发感染时咳黏液样或脓痰。

(3)咯血:可有痰中带血或血痰,突然大咯血常见于严重二尖瓣狭窄早期。伴有突发剧烈胸痛者要注意肺梗死。

(4)其他:少数患者可有声音嘶哑、吞咽困难、血栓栓塞等。

2.体征

重度狭窄者患者呈“二尖瓣面容”口唇及双颧发绀。心前区隆起;心尖部可触及舒张期震颤;典型体征是心尖部可闻及局限性、低调、隆隆样的舒张中晚期杂音。

3.并发症

常见的并发症有:心房颤动、急性肺水肿、血栓栓塞、右心衰竭、感染性心内膜炎、肺部感染等。

(五)辅助检查

1.X 线检查

二尖瓣轻度狭窄时,X 线表现可正常。中、重度狭窄而致左心房显著增大时,心影呈梨形。

2.心电图检查

左心房增大,可出现“二尖瓣型 P 波”,P 波宽度>0.12 秒伴切迹。QRS 波群示电轴右偏和右心室肥厚。

3.超声心动图检查

M 型超声检查显示二尖瓣前叶活动曲线 EF 斜率降低,双峰消失,前后叶同向运动,呈“城墙样”改变。二维超声心动图可显示狭窄瓣膜的形态和活动度,测量瓣膜口面积。彩色多普勒血流显像可实时观察二尖瓣狭窄的射流。经食管超声心动图检查有利于左心房附壁血栓的检出。

(六)治疗原则

1.一般治疗

(1)有风湿活动者,应给予抗风湿治疗。长期甚至终身应用苄星青霉素 120 万 U,每 4 周肌内注射1 次,每次注射前常规皮试。

(2)呼吸困难者减少体力活动,限制钠盐摄入,口服利尿剂,避免和控制诱发急性肺水肿的因素。

(3)无症状者避免剧烈活动,每 6～12 个月门诊随访。

2.并发症治疗

(1)心房颤动:急性快速心房颤动时,要立即控制心室率;可先注射洋地黄类药物如去乙酰毛花苷注射液(毛花苷C),效果不满意时,可静脉注射硫氮唑酮或艾司洛尔。必要时电复律。慢性心房颤动患者应争取介入或者外科手术解决狭窄。对于心房颤动病史<1年,左心房内径<60 mm且窦房结或房室结功能障碍者,可考虑电复律或药物复律。

(2)急性肺水肿:处理原则与急性左心衰竭所致的肺水肿相似。

(3)预防栓塞:若无抗凝禁忌,可长期服用华法林。

二、二尖瓣关闭不全

(一)概念和特点

二尖瓣关闭不全常与二尖瓣狭窄同时存在,亦可单独存在。二尖瓣的组成包括四个部分:瓣叶、瓣环、腱索和乳头肌,其中任何一个发生结构异常或功能失调,均可导致二尖瓣关闭不全。

(二)相关病理生理

风湿性炎症引起的瓣叶僵硬、变性、瓣缘卷缩、连接处融合及腱索融合缩短,使心室收缩时两瓣叶不能紧密闭合。

(三)主要病因及诱因

风湿性瓣叶损害最常见,占二尖瓣关闭不全的1/3,女性为多。任何病因引起左心室增大、瓣环退行性变及钙化均可造成二尖瓣关闭不全。腱索先天性异常、自发性断裂。冠状动脉灌注不足可引起乳头肌缺血、损伤、坏死、纤维化和功能障碍。

二尖瓣关闭不全的主要病理生理变化,是左心室每搏喷出的血流一部分反流入左心房,使前向血流减少,同时使左心房负荷和左心室舒张期负荷增加,从而引起一系列血流动力学变化。

(四)临床表现

1.症状

轻度二尖瓣关闭不全可终身无症状,或仅有轻微劳力性呼吸困难,严重反流时有心排血量减少,突出症状是疲劳无力,肺淤血的症状如呼吸困难出现较晚。

2.体征

心尖冲动明显,向左下移位。心尖区可闻及全收缩期高调吹风样杂音,向左腋下和左肩胛下区传导。

3.并发症

与二尖瓣狭窄相似,相对而言,感染性心内膜炎较多见,而体循环栓塞较少见。

(五)辅助检查

1.X线检查

慢性重度狭窄常见左心房、左心室增大;左心衰竭时可见肺淤血和间质性肺水肿征。

2.心电图检查

慢性重度二尖瓣关闭不全,主要为左心房肥厚心电图表现,部分有左心室肥厚和非特异性ST-T改变,少数有右心室肥厚征,心房颤动常见。

3.超声心动图检查

M型超声和二维超声心动图检查不能确定二尖瓣关闭不全。脉冲多普勒超声和彩色多普勒血流显像可在二尖瓣左心房侧探及明显收缩期反流束,确诊率几乎达到100%,且可半定量反流程度。二维超声可显示二尖瓣结构的形态特征,有助于明确病因。

4.其他

放射性核素心室造影、左心室造影有助于评估反流程度。

(六)治疗原则

1.内科治疗

内科治疗包括预防风湿活动和感染性心内膜炎,针对并发症治疗,一般为术前过渡措施。

2.外科治疗

为恢复瓣膜关闭完整性的根本措施,包括瓣膜修补术和人工瓣膜置换术。

三、主动脉瓣狭窄

(一)概念和特点

主动脉瓣狭窄指主动脉瓣病变引起主动脉瓣开放受限、狭窄,导致左心室到主动脉内的血流受阻。风湿性主动脉瓣狭窄大多伴有关闭不全或二尖瓣病变。

(二)相关病理生理

风湿性炎症导致瓣膜交界处粘连融合,瓣叶纤维化、僵硬、钙化和挛缩畸形,引起主动脉瓣狭窄。

正常成人主动脉瓣口面积≥3.0 cm^2,当瓣口面积减少一半时,收缩期仍无明显跨瓣压差;当瓣口面积≤1.0 cm^2时,左心室收缩压明显升高,跨瓣压差显著。主动脉瓣狭窄使左心室射血阻力增加，左心室向心性肥厚，室壁顺应性降低，引起左心室舒张末压进行性升高，左心房代偿性肥厚。最终因心肌缺血和纤维化等导致左心衰竭。

（三）主要病因及诱因

主动脉瓣狭窄的病因有3种，即先天性病变、退行性变和炎症性病变。单纯性主动脉瓣狭窄，多为先天性或退行性变，极少数为炎症性，且男性多见。

（四）临床表现

1.症状

早期可无症状，直至瓣口面积≤1.0 cm^2时才出现与心搏量减少及脉压增大有关的心悸、心前区不适、头部静脉强烈搏动感等。心绞痛、晕厥和心力衰竭是典型主动脉瓣狭窄的常见三联征。晚期并发左心衰竭时，可出现不同程度的心源性呼吸困难。

2.体征

心界向左下扩大，心尖区可触及收缩期抬举样搏动。第一心音正常，胸骨左缘第3、4肋间可闻及高调叹气样舒张期杂音。典型心脏杂音在胸骨右缘第1～2肋间可听到粗糙响亮的射流性杂音，向颈部传导。

3.并发症

心律失常、心力衰竭常见，感染性心内膜炎、体循环栓塞、心脏性猝死少见。

（五）辅助检查

1.X线检查

左心房轻度增大，75%～85%的患者可呈现升主动脉扩张。

2.心电图检查

轻度狭窄者心电图正常，中度狭窄者可出现QRS波群电压增高伴轻度ST-T改变，重度狭窄者可出现左心室肥厚伴劳损和左心房增大。

3.超声心动图检查

二维超声心动图检查可见主动脉瓣瓣叶增厚、回声增强提示瓣叶钙化。瓣叶收缩期开放幅度减小（<15 mm）开放速度减慢。彩色多普勒超声心动图上可见血流于瓣口下方加速形成五彩镶嵌的射流，连续多普勒可测定心脏及血管内的血流速度。

(六)治疗原则

1.内科治疗

内科治疗是预防感染性心内膜炎,无症状者无需治疗,定期随访。

2.外科治疗

凡出现临床症状者均应考虑手术治疗。如经皮主动脉瓣成形、置换术;直视下主动脉瓣分离术、人工瓣膜置换术。

四、主动脉瓣关闭不全

(一)概念和特点

主动脉瓣关闭不全主要由主动脉瓣膜本身病变、主动脉根部疾病所致。根据发病情况又分急性、慢性 2 种。

(二)相关病理生理

约 2/3 的主动脉瓣关闭不全为风心病所致。由于风湿性炎性病变使瓣叶纤维化、增厚、缩短、变形,影响舒张期瓣叶边缘对合,可造成关闭不全。

主动脉瓣反流引起左心室舒张期末容量增加,使每搏容量增加和主动脉收缩压增加,而有效每搏血容量降低。左心室心肌重量增加使心肌氧耗增多,主动脉舒张压降低使冠状动脉血流减少,两者引起心肌缺血、缺氧,促使左心室心肌收缩功能降低,直至发生左心衰竭。

(三)主要病因及诱因

1.急性主动脉瓣关闭不全

急性主动脉瓣关闭不全包括以下几种。

(1)感染性心内膜炎。

(2)胸部创伤致升主动脉根部、瓣叶支持结构和瓣叶破损或瓣叶脱垂。

(3)主动脉夹层血肿使主动脉瓣环扩大,瓣叶或瓣环被夹层血肿撕裂。

(4)人工瓣膜撕裂等。

2.慢性主动脉瓣关闭不全

包括以下几种。

(1)主动脉瓣本身病变:①风湿性心脏病。②先天性畸形。③感染性心内膜炎。④主动脉瓣退行性变。

(2)主动脉根部扩张:①马方综合征。②梅毒性主动脉炎。③其他病因如:高血压性主动脉环扩张、特发性升主动脉扩张、主动脉夹层形成、强直性脊柱炎、银屑病性关节炎等。

(四)临床表现

1.症状

(1)急性主动脉瓣关闭不全:轻者可无症状,重者可出现呼吸困难、不能平卧、全身大汗、频繁咳嗽、咳白色或粉红色泡沫痰,更严重者出现烦躁不安、神志模糊,甚至昏迷。

(2)慢性主动脉瓣关闭不全:可在较长时间无症状。随反流量增大,出现与心搏量增大有关的症状,如心悸、心前区不适、头颈部强烈波动感等。

2.体征

(1)急性主动脉瓣关闭不全:可出现面色灰暗、唇甲发绀、脉搏细数、血压下降等休克表现。二尖瓣提前关闭致使第一心音减弱或消失;肺动脉高压时可闻及肺动脉瓣区第二心音亢进,常可闻及病理性第三心音和第四心音。由于左心室舒张压急剧增高,主动脉和左心室压力阶差急剧下降,因而舒张期杂音柔和、短促、低音调。肺部可闻及哮鸣音,或在肺底闻及细小水泡音,严重者满肺均有水泡音。

(2)慢性主动脉瓣关闭不全:①面色苍白,头随心搏摆动,心尖冲动向左下移位,心界向左下扩大。心底部、胸骨柄切迹、颈动脉可触及收缩期震颤。颈动脉搏动明显增强。②第一心音减弱,主动脉瓣区第二心音减弱或消失;心尖区可闻及第三心音。③主动脉瓣区可闻及高调递减型叹气样舒张早期杂音,坐位前倾位呼气末明显,向心尖区传导。④周围血管征,如点头征、水冲脉、股动脉枪击音和毛细血管波动征,听诊器压迫股动脉可闻及双期杂音。

3.并发症

感染性心内膜炎、室性心律失常、心力衰竭常见。

(五)辅助检查

1.X 线检查

急性主动脉瓣关闭不全者左心房稍增大,常有肺淤血和肺水肿表现。慢性者左心室明显增大,升主动脉结扩张,即靴形心。

2.心电图检查

急性主动脉瓣关闭不全者常见窦性心动过速和非特异性 ST-T 改变。慢性者常见左心室肥厚劳损伴电轴左偏,如有心肌损害,可出现心室内传导阻滞,房性和室性心律失常。

3.超声心动图检查

M型超声显示舒张期二尖瓣前叶快速高频的振动,二维超声可显示主动脉关闭时不能合拢。多普勒超声显示主动脉瓣下方(左心室流出道)探及全舒张期反流。

(六)治疗原则

1.内科治疗

(1)急性者一般为术前准备过渡措施,包括吸氧、镇静、多巴胺、血管活性药物等,应及早考虑外科治疗。

(2)慢性者无症状且左心功能正常者,无需治疗,但需随访。随访内容包括临床症状、超声检查左心室大小和左心室射血分数。预防感染性心内膜炎及风湿活动。

2.外科治疗

(1)急性者在降低肺静脉压、增加新排血量、稳定血流动力学的基础上,实施人工瓣膜置换术或主动脉瓣膜修复术。

(2)慢性者应在不可逆的左心室功能不全发生之前进行,原发性主动脉关闭不全,主要采用主动脉瓣置换术;继发性主动脉瓣关闭不全,可采用主动脉瓣成形术;部分病例可行瓣膜修复术。

五、护理评估

(一)一般评估

(1)有无风湿活动,体温在正常范围。

(2)饮食及活动等日常生活是否受影响。

(3)能否平卧睡眠。

(二)身体评估

(1)是否呈现“二尖瓣面容”。

(2)呼吸困难及其程度。

(3)心尖区是否出现明显波动,是否出现颈静脉曲张、肝颈回流征阳性、肝大、双下肢水肿等右心衰竭表现。

(4)二尖瓣狭窄特征性的杂音,为心尖区舒张中晚期低调的隆隆样杂音,呈递增型、局限、左侧卧位明显,运动或用力呼气可使其增强,常伴舒张期震颤。

(5)栓塞的危险因素:定期做超声心动图,注意有无心房、心室扩大机附壁血栓。尤其是有无心房颤动,或长期卧床。

(三)心理-社会评估

患者能否保持良好心态,避免精神刺激、控制情绪激动,家属对患者的照顾与理解,能否协助患者定期复查,均有利于控制和延缓病情进展。

(四)辅助检查结果的评估

1.X 线检查

左心房增大不明显,无肺淤血和肺水肿表现。

2.心电图检查

有无窦性心动过速和非特异性 ST-T 改变及左心室肥厚劳损伴电轴左偏。

3.超声心动图检查

有无舒张期二尖瓣前叶快速高频的振动,主动脉瓣下方是否探及全舒张期反流。

(五)常用药物治疗效果的评估

(1)能否遵医嘱使用苄星青霉素(长效青霉素),预防感染性心内膜炎。

(2)能否坚持抗风湿药物治疗,不出现风湿活动表现,如皮肤环形红斑、皮下结节、关节红肿及疼痛不适等。

(3)餐后服用阿司匹林,不出现胃肠道反应、牙龈出血、血尿、柏油样便等。

六、主要护理诊断/问题

(一)体温过高

与风湿活动、并发感染有关。

(二)有感染的危险

与机体抵抗力下降有关。

(三)潜在并发症

感染性心内膜炎、心律失常、猝死。

七、护理措施

(一)体温过高的护理

(1)每 4 小时测体温一次,注意观察热型,以帮助诊断。

(2)休息与活动:卧床休息,限制活动量,以减少机体消耗。

(3)饮食:给予高热量、高蛋白、高维生素的清淡易消化饮食。

(4)用药护理:遵医嘱给予抗生素及抗风湿治疗。

(二)并发症的护理

1.心力衰竭的护理

(1)避免诱因,如预防和控制感染,纠正心律失常,避免劳累和情绪激动等。

(2)监测生命体征,评估患者有无呼吸困难、乏力、食欲减退、少尿等症状,检查有无肺部啰音、肝大、下肢水肿等体征。

2.栓塞的护理

(1)评估栓塞的危险因素:查阅超声心动图、心电图报告,看有无异常。

(2)休息与活动:左心房内有巨大附壁血栓者,应绝对卧床休息。病情允许时鼓励并协助患者翻身、活动下肢、按摩及用温水泡脚,或下床活动。

(3)遵医嘱给予药物,如抗心律失常、抗血小板聚集的药物。

(4)密切观察有无栓塞的征象,一旦发生,立即报告医师,给予抗凝或溶栓等处理。

(三)健康教育

1.疾病知识指导

告知患者及家属本病的病因及病程进展特点。避免居住环境潮湿、阴暗等不良条件,保持室内空气流通、温暖、干燥,阳光充足。适当活动,避免剧烈运动或情绪激动,加强营养、提高机体抵抗力,预防和控制风湿活动。注意防寒保暖,预防上呼吸道感染。

2.用药指导与病情检测

告知患者遵医嘱坚持用药的重要性,说明具体药物的使用方法。定期门诊复查。

3.心理指导

鼓励患者树立信心,做好长期与疾病做斗争的心理准备,育龄妇女应该避孕,征得配偶及家属的支持与配合。

4.及时就诊的指标

(1)出现明显乏力、胸闷、心悸等症状,休息后不好转。

(2)出现腹胀、食欲缺乏、下肢水肿等不适。

(3)长期服用地高辛者,出现脉搏增快(>120 次/分)或减慢(<60 次/分)、尿量减少、体重增加等异常时。

八、护理效果评估

(1)保持健康的生活方式,严格控制风湿活动,预防感冒。

(2)遵医嘱坚持长期用药,避免药物不良反应。

(3)患者无呼吸困难症状出现或急性左心衰竭致急性肺水肿时,可咯粉红色泡沫样痰。

(4)做到预防及早期治疗各种感染能按医嘱用药,定期门诊复查。

第三章

呼吸内科护理

第一节　支气管扩张症

支气管扩张症是指直径＞2 mm的支气管由于管壁的肌肉和弹性组织破坏引起的慢性异常扩张。临床特点为慢性咳嗽、咳大量脓性痰和/或反复咯血。患者常有童年麻疹、百日咳或支气管肺炎等病史。随着人民生活条件的改善，麻疹、百日咳疫苗的预防接种，以及抗生素的应用，本病发病率已明显降低。

一、病因及发病机制

(一)支气管-肺组织感染和支气管阻塞

支气管-肺组织感染和支气管阻塞是支气管扩张的主要病因。感染和阻塞症状相互影响，促使支气管扩张的发生和发展。其中婴幼儿期支气管-肺组织感染是最常见的病因，如婴幼儿麻疹、百日咳、支气管肺炎等。

由于儿童支气管较细，易阻塞，且管壁薄弱，反复感染破坏支气管壁各层结构，尤其是平滑肌和弹性纤维的破坏削弱了对管壁的支撑作用。支气管炎使支气管黏膜充血、水肿、分泌物阻塞管腔，导致引流不畅而加重感染。支气管内膜结核、肿瘤、异物引起管腔狭窄、阻塞，也是导致支气管扩张的原因之一。由于左下叶支气管细长，且受心脏血管压迫引流不畅，容易发生感染，故支气管扩张左下叶比右下叶多见。肺结核引起的支气管扩张多发生在上叶。

(二)支气管先天性发育缺陷和遗传因素

此类支气管扩张较少见，如巨大气管-支气管症、Kartagener 综合征（支气管扩张、鼻窦炎和内脏转位）、肺囊性纤维化、先天性丙种球蛋白缺乏症等。

（三）全身性疾病

目前已发现类风湿关节炎、Crohn病、溃疡性结肠炎、系统性红斑狼疮、支气管哮喘等疾病可同时伴有支气管扩张；有些不明原因的支气管扩张患者，其体液免疫和/或细胞免疫功能有不同程度的异常，提示支气管扩张可能与机体免疫功能失调有关。

二、临床表现

（一）症状

1.慢性咳嗽、大量脓痰

痰量与体位变化有关。晨起或夜间卧床改变体位时，咳嗽加剧、痰量增多。痰量多少可估计病情严重程度。感染急性发作时，痰量明显增多，每天可达数百毫升，外观呈黄绿色脓性痰，痰液静置后出现分层的特征：上层为泡沫；中层为脓性黏液；下层为坏死组织沉淀物。合并厌氧菌感染时痰有臭味。

2.反复咯血

50%～70%的患者有程度不等的反复咯血，咯血量与病情严重程度和病变范围不完全一致。大量咯血最主要的危险是窒息，应紧急处理。部分发生于上叶的支气管扩张，引流较好，痰量不多或无痰，以反复咯血为唯一症状，称为“干性支气管扩张”。

3.反复肺部感染

其特点是同一肺段反复发生肺炎并迁延不愈。

4.慢性感染中毒症状

反复感染者可出现发热、乏力、食欲减退、消瘦、贫血等，儿童可影响发育。

（二）体征

早期或干性支气管扩张多无明显体征，病变重或继发感染时在下胸部、背部常可闻及局限性、固定性湿啰音，有时可闻及哮鸣音；部分慢性患者伴有杵状指（趾）。

三、辅助检查

（一）胸部X线检查

早期无异常或仅见患侧肺纹理增多、增粗现象。典型表现是轨道征和卷发样阴影，感染时阴影内出现液平面。

(二)胸部CT检查

管壁增厚的柱状扩张或成串成簇的囊状改变。

(三)纤维支气管镜检查

有助于发现患者出血的部位,鉴别腔内异物、肿瘤或其他支气管阻塞原因。

四、诊断要点

根据患者有慢性咳嗽、大量脓痰、反复咯血的典型临床特征,以及肺部闻及固定而局限性的湿啰音,结合儿童时期有诱发支气管扩张的呼吸道病史,一般可做出初步临床诊断。胸部影像学检查和纤维支气管镜检查可进一步明确诊断。

五、治疗要点

治疗原则是保持呼吸道引流通畅,控制感染,处理咯血,必要时手术治疗。

(一)保持呼吸道通畅

1.药物治疗

祛痰药及支气管舒张药具有稀释痰液、促进排痰作用。

2.体位引流

对痰多且黏稠者作用尤其重要。

3.经纤维支气管镜吸痰

若体位引流排痰效果不理想,可经纤维支气管镜吸痰及生理盐水冲洗痰液,也可局部注入抗生素。

(二)控制感染

控制感染是支气管扩张急性感染期的主要治疗措施。应根据症状、体征、痰液性状,必要时参考细菌培养及药物敏感试验结果选用抗菌药物。

(三)手术治疗

对反复呼吸道急性感染或大咯血,病变局限在一叶或一侧肺组织,经药物治疗无效,全身状况良好的患者,可考虑手术切除病变肺段或肺叶。

六、常用护理诊断

(一)清理呼吸道无效

咳嗽、大量脓痰、肺部湿啰音与痰液黏稠和无效咳嗽有关。

(二)有窒息的危险

与痰多、痰液黏稠或大咯血造成气道阻塞有关。

(三)营养失调

乏力、消瘦、贫血、发育迟缓与反复感染导致机体消耗增加以及患者食欲缺乏、营养物质摄入不足有关。

(四)恐惧

精神紧张、面色苍白、出冷汗与突然或反复大咯血有关。

七、护理措施

(一)一般护理

1.休息与环境

急性感染或咯血时应卧床休息,大咯血患者需绝对卧床,取患侧卧位。病室内保持空气流通,维持适宜的温、湿度,注意保暖。

2.饮食护理

提供高热量、高蛋白、高维生素饮食,发热患者给予高热量流质或半流质饮食,避免冰冷、油腻、辛辣食物诱发咳嗽。鼓励患者多饮水,每天 1 500 mL 以上,以稀释痰液。指导患者在咳痰后及进食前后用清水或漱口液漱口,保持口腔清洁,促进食欲。

(二)病情观察

观察痰液量、颜色、性质、气味和与体位的关系,记录 24 小时痰液排出量;定期测量生命体征,记录咯血量,观察咯血的颜色、性质及量;病情严重者需观察有无窒息前症状,发现窒息先兆,立即向医师汇报并配合处理。

(三)对症护理

1.促进排痰

(1)指导有效咳嗽和正确的排痰方法。

(2)采取体位引流者需依据病变部位选择引流体位,使病肺居上,引流支气管开口向下,利于痰液流出。一般于饭前 1 小时进行。引流时可配合胸部叩击,提高引流效果。

(3)必要时遵医嘱选用祛痰剂或 β_2 受体激动剂喷雾吸入,扩张支气管、促进排痰。

2.预防窒息

(1)痰液排除困难者,鼓励多饮水或雾化吸入,协助患者翻身、叩背或体位引流,以促进痰液排除,减少窒息发生的危险。

(2)密切观察患者的表情、神志、生命体征,观察并记录痰液的颜色、量与性质,及时发现和判断患者有无发生窒息的可能。如患者突然出现烦躁不安、神志不清,面色苍白或发绀、出冷汗、呼吸急促、咽喉部明显的痰鸣音,应警惕窒息的发生,并及时通知医师。

(3)对意识障碍、年老体弱、咳嗽咳痰无力、咽喉部明显的痰鸣音、神志不清者、突然大量呕吐物涌出等高危患者,立即做好抢救准备,如迅速备好吸引器、气管插管或气管切开等用物,积极配合抢救工作。

(四)心理护理

病程较长,咳嗽、咳痰、咯血反复发作或逐渐加重时,患者易产生焦虑、沮丧情绪。护士应多与其交谈,讲明支气管扩张反复发作的原因及治疗进展,帮助患者树立战胜疾病的信心,缓解焦虑不安情绪。咯血时医护人员应陪伴、安慰患者,帮助情绪稳定,避免因情绪波动加重出血。

(五)健康教育

1.疾病知识指导

帮助患者及家属了解疾病发生、发展与治疗、护理过程。与其共同制订长期防治计划。宣传防治百日咳、麻疹、支气管肺炎、肺结核等呼吸道感染的重要性;及时治疗上呼吸道慢性病灶;避免受凉,预防感冒;戒烟、减少刺激性气体吸入,防止病情恶化。

2.生活指导

讲明加强营养对机体康复的作用,使患者能主动摄取必需的营养素,以增强机体抗病能力。鼓励患者参加体育锻炼,建立良好的生活习惯,劳逸结合,以维护心、肺功能状态。

3.用药指导

向患者介绍常用药物的用法和注意事项,观察疗效及不良反应。指导患者及家属学习和掌握有效咳嗽、胸部叩击、雾化吸入和体位引流的方法,以利于长期坚持,控制病情的发展;了解抗生素的作用、用法和不良反应。

4.自我监测指导

定期复查。嘱患者按医嘱服药,教患者学会观察药物的不良反应。教会患者识别病情变化的征象,观察痰液量、颜色、性质、气味和与体位的关系,并记录24小时痰液排出量。如有咯血,窒息先兆,立即前往医院就诊。

第二节　急性肺血栓栓塞症

肺栓塞是以各种栓子阻塞肺动脉系统为其发病原因的一组疾病或临床综合征的总称，包括肺血栓栓塞症、脂肪栓塞综合征、羊水栓塞、空气栓塞等。其中，肺血栓栓塞症占肺栓塞中的绝大多数，该病在我国绝非少见病，且发病率有逐年增高的趋势，死亡率高，但临床上易漏诊或误诊，如果早期诊断和治疗得当，生存的希望甚至康复的可能性是很大的。

肺血栓栓塞症为来自静脉系统或右心的血栓阻塞肺动脉或其分支所致疾病，以肺循环和呼吸功能障碍为其主要临床和病理生理特征。引起肺血栓栓塞症的血栓主要来源于深静脉血栓形成。

急性肺血栓栓塞症造成肺动脉较广泛阻塞时，可引起肺动脉高压，至一定程度导致右心失代偿、右心扩大，出现急性肺源性心脏病。

一、病理与病理生理

引起肺血栓栓塞症的血栓可以来源于下腔静脉径路、上腔静脉径路或右心腔，其中，大部分来源于下肢深静脉，特别是从腘静脉上端到髂静脉段的下肢近端深静脉。肺血栓栓塞症栓子的大小有很大的差异，可单发或多发，一般多部位或双侧性的血栓栓塞更为常见。

（一）对循环的影响

栓子阻塞肺动脉及其分支达一定程度后，通过机械阻塞作用，加之神经体液因素和低氧所引起的肺动脉收缩，使肺循环阻力增加，肺动脉高压，继而引起右心室扩大与右心衰竭。右心扩大致室间隔左移，使左心室功能受损，导致心排血量下降，进而可引起体循环低血压或休克；主动脉内低血压和右心房压升高，使冠状动脉灌注压下降，心肌血流减少，特别是右心室内膜下心肌处于低灌注状态。

（二）对呼吸的影响

肺动脉栓塞后不仅引起血流动力学的改变，同时还可因栓塞部位肺血流减少，肺泡无效腔量增大；肺内血流重新分布，通气/血流比例失调；神经体液因素引起支气管痉挛；肺泡表面活性物质分泌减少，肺泡萎陷，呼吸面积减小，肺顺应性下降等因素导致呼吸功能不全，出现低氧血症和低碳酸血症。

二、危险因素

肺血栓栓塞症的危险因素包括任何可以导致静脉血液淤滞、静脉系统内皮损伤和血液高凝状态的因素。原发性危险因素由遗传变异引起。继发性危险因素包括骨折、严重创伤、手术、恶性肿瘤、口服避孕药、充血性心力衰竭、心房颤动、因各种原因的制动或长期卧床、长途航空或乘车旅行和高龄等。上述危险因素可以单独存在，也可同时存在，协同作用。年龄可作为独立的危险因素，随着年龄的增长，肺血栓栓塞症的发病率逐渐增高。

三、临床特点

肺血栓栓塞症临床表现的严重程度差别很大，可以从无症状到血流动力学不稳定，甚至发生猝死，主要取决于栓子的大小、多少、所致的肺栓塞范围、发作的急缓程度，以及栓塞前的心肺状况。肺血栓栓塞症的临床症状也多种多样，不同患者常有不同的症状组合，但均缺乏特异性。

（一）症状

1.呼吸困难及气促（80%～90%）

呼吸困难及气促是肺栓塞最常见的症状，呼吸频率＞20 次/分，伴或不伴有发绀。呼吸困难严重程度多与栓塞面积有关，栓塞面积较小，可基本无呼吸困难，或呼吸困难发作较短暂。栓塞面积大，呼吸困难较严重，且持续时间长。

2.胸痛

胸痛包括胸膜炎性胸痛（40%～70%）或心绞痛样胸痛（4%～12%），胸膜炎性胸痛多为钝痛，是由于栓塞部位附近的胸膜炎症所致，常与呼吸有关。心绞痛样胸痛为胸骨后疼痛，与肺动脉高压和冠状动脉供血不足有关。

3.晕厥（11%～20%）

晕厥主要表现为突然发作的一过性意识丧失，多合并有呼吸困难和气促表现。多由于巨大栓塞所致，晕厥与脑供血不足有关；巨大栓塞可导致休克，甚至猝死。

4.烦躁不安、惊恐甚至濒死感（55%）

其主要由严重的呼吸困难和胸痛所致。当出现该症状时，往往提示栓塞面积较大，预后差。

5.咯血（11%～30%）

咯血常为小量咯血，大咯血少见；咯血主要反映栓塞局部肺泡出血性渗出。

6.咳嗽(20%～37%)

咳嗽多为干咳,有时可伴有少量白痰,合并肺部感染时可咳黄色脓痰。主要与炎症反应刺激呼吸道有关。

(二)体征

(1)呼吸急促(70%):是常见的体征,呼吸频率>20 次/分。

(2)心动过速(30%～40%):心率>100 次/分。

(3)血压变化:严重时出现低血压甚至休克。

(4)发绀(11%～16%):并不常见。

(5)发热(43%):多为低热,少数为中等程度发热。

(6)颈静脉充盈或搏动(12%)。

(7)肺部可闻及哮鸣音或细湿啰音。

(8)胸腔积液的相应体征(24%～30%)。

(9)肺动脉瓣区第二音亢进,$P_2 > A_2$,三尖瓣区收缩期杂音。

四、辅助检查

(一)动脉血气分析

其常表现为低氧血症,低碳酸血症,肺泡-动脉血氧分压差[$P_{(A-a)}O_2$]增大。部分患者的结果可以正常。

(二)心电图检查

大多数患者表现有非特异性的心电图异常。较为多见的表现包括 V_1～V_4 的 T 波改变和 ST 段异常;部分患者可出现 $S_{Ⅰ}Q_{Ⅲ}T_{Ⅲ}$ 征(即Ⅰ导 S 波加深,Ⅲ导出现 Q/q 波及 T 波倒置);其他心电图改变包括完全或不完全右束支传导阻滞、肺型 P 波、电轴右偏、顺时针方向转位等。心电图的动态演变对于诊断具有更大意义。

(三)血浆*D*-二聚体

D-二聚体是交联纤维蛋白在纤溶系统作用下产生的可溶性降解产物。对急性肺血栓栓塞有排除诊断价值。若其含量<500 μg/L,可基本除外急性肺血栓栓塞症。

(四)胸部 X 线片检查

胸部 X 线片多有异常表现,但缺乏特异性。可表现为:①区域性肺血管纹理变细、稀疏或消失,肺野透亮度增加。②肺野局部浸润性阴影,尖端指向肺门的楔形阴影，肺不张或膨胀不全。③右下肺动脉干增宽或伴截断征，肺动脉段膨隆以及右心室扩大征。④患侧横膈抬高。⑤少到中量胸腔积液征等。仅凭胸部X线片不能确诊或排除肺栓塞，但在提供疑似肺栓塞线索和除外其他疾病方面具有重要作用。

（五）超声心动图检查

超声心动图是无创的能够在床旁进行的检查，为急性肺血栓栓塞症的诊断提供重要线索。不仅能够诊断和除外其他心血管疾病，而且对于严重的肺栓塞患者，可以发现肺动脉高压、右心室高负荷和肺源性心脏病的征象，提示或高度怀疑肺栓塞。若在右心房或右心室发现血栓，同时患者临床表现符合肺栓塞，可以做出诊断。超声检查偶可因发现肺动脉近端的血栓而确定诊断。

（六）核素肺通气/灌注扫描（V/Q显像）

其是肺血栓栓塞症重要的诊断方法。典型征象是呈肺段分布的肺灌注缺损，并与通气显像不匹配。但由于许多疾病可以同时影响患者的通气及血流状况，使通气灌注扫描在结果判定上较为复杂，需密切结合临床。通气/灌注显像的肺栓塞诊断分为高度可能、中度可能、低度可能及正常。如显示中度可能及低度可能，应进一步行其他检查以明确诊断。

（七）螺旋CT和电子束CT造影

由于电子束CT造影是无创的检查且方便，现指南中将其作为首选的肺栓塞诊断方法。该项检查能够发现段以上肺动脉内的栓子，是确诊肺栓塞的手段之一，但CT对亚段肺栓塞的诊断价值有限。直接征象为肺动脉内的低密度充盈缺损，部分或完全包在不透光的血流之间，或者呈完全充盈缺损，远端血管不显影；间接征象包括肺野楔形密度增高影，条带状的高密度区或盘状肺不张，中心肺动脉扩张及远端血管分支减少或消失等。CT扫描还可以同时显示肺及肺外的其他胸部疾病。电子束CT扫描速度更快，可在很大程度上避免因心搏和呼吸的影响而产生伪影。

（八）肺动脉造影

肺动脉造影为诊断肺栓塞的金标准，是一种有创性检查，且费用昂贵。发生致命性或严重并发症的可能性分别为0.1%和1.5%，应严格掌握其适应证。

（九）下肢深静脉血栓形成的检查

有超声技术、肢体阻抗容积图、放射性核素静脉造影等。

五、诊断与鉴别诊诊断

(一)诊断

肺血栓栓塞症诊断分3个步骤,疑诊—确诊—求因。

1.根据临床情况疑诊肺血栓栓塞症

(1)对存在危险因素,特别是并存多个危险因素的患者,要有强的诊断意识。

(2)结合临床症状、体征,特别是在高危患者出现不明原因的呼吸困难、胸痛、晕厥和休克,或伴有单侧或双侧不对称性下肢肿胀、疼痛。

(3)结合心电图、胸部X线片、动脉血气分析、*D*-二聚体、超声心动图下肢深静脉超声。

2.对疑诊肺栓塞患者安排进一步检查以明确肺栓塞诊断

(1)核素肺通气/灌注扫描。

(2)CT肺动脉造影。

(3)肺动脉造影。

3.寻找肺血栓栓塞症的成因和危险因素

只要疑诊肺血栓栓塞症,即要明确有无深静脉血栓形成,并安排相关检查尽可能发现其危险因素,并加以预防或采取有效的治疗措施。

(二)急性肺血栓栓塞症临床分型

1.大面积肺栓塞

临床上以休克和低血压为主要表现,即体循环动脉收缩压<12.0 kPa(90 mmHg)或较基础血压下降幅度≥5.3 kPa(40 mmHg),持续15分钟以上。需除外新发生的心律失常、低血容量或感染中毒症等其他原因所致的血压下降。

2.非大面积肺栓塞

不符合以上大面积肺血栓栓塞症的标准,即未出现休克和低血压的肺血栓栓塞症。非大面积肺栓塞中有一部分患者属于次大面积肺栓塞,即超声心动图显示右心室运动功能减退或临床上出现右心功能不全。

(三)鉴别诊断

肺血栓栓塞症应与急性心梗、急性呼吸窘迫综合征、肺炎、胸膜炎、支气管哮喘、自发性气胸等鉴别。

六、急诊处理

急性肺血栓栓塞症病情危重的,须积极抢救。

(一)一般治疗

(1)应密切监测呼吸、心率、血压、心电图及血气分析的变化。

(2)要求绝对卧床休息,不要过度屈曲下肢,保持大便通畅,避免用力。

(3)对症处理:有焦虑、惊恐症状的可给予适当使用镇静药;胸痛严重者可给吗啡 5～10 mg 皮下注射,昏迷、休克、呼吸衰竭者禁用。对有发热或咳嗽的给予对症治疗。

(二)呼吸循环支持

对有低氧血症者,给予吸氧,严重者可使用经鼻(面)罩无创性机械通气或经气管插管行机械通气,应避免行气管切开,以免在抗凝或溶栓过程发生不易控制的大出血。

对出现右心功能不全,心排血量下降,但血压尚正常的患者,可予多巴酚丁胺和多巴胺治疗。合并休克者给予增大剂量,或使用其他血管加压药物,如间羟胺、肾上腺素等。可根据血压调节剂量,使血压维持在 12.0/8.0 kPa(90/60 mmHg)以上。对支气管痉挛明显者,应给予氨茶碱0.25 g静脉滴注,必要时加地塞米松,同时积极进行溶栓、抗凝治疗。

(三)溶栓治疗

可迅速溶解血栓,恢复肺组织再灌注,改善右心功能,降低死亡率。溶栓时间窗为 14 天,溶栓治疗指征:主要适用于大面积肺栓塞患者,对于次大面积肺栓塞,若无禁忌证也可以进行溶栓;对于血压和右心室运动功能均正常的患者,则不宜溶栓。

1.溶栓治疗的禁忌证

(1)绝对禁忌证,有活动性内出血,近期自发性颅内出血。

(2)相对禁忌证,2 周内的大手术、分娩、器官活检或不能以压迫止血部位的血管穿刺;2 个月内的缺血性脑卒中;10 天内的胃肠道出血;15 天内的严重创伤;1 个月内的神经外科和眼科手术;难以控制的重度高血压;近期曾行心肺复苏;血小板计数低于 100×10^{9}/L;妊娠;细菌性心内膜炎及出血性疾病;严重肝肾功能不全。

对于大面积肺血栓栓塞症,因其对生命的威胁性大,上述绝对禁忌证应视为相对禁忌证。

2.常用溶栓方案

(1)尿激酶 2 小时法,尿激酶 20 000 U/kg 加入 0.9%氯化钠液 100 mL 持续静脉滴注2小时。

(2)尿激酶12小时法，尿激酶负荷量4 400 U/kg，加入0.9%氯化钠液20 mL静脉注射10分钟，随后以2 200 U/(kg·h)加入0.9%氯化钠液250 mL持续静脉滴注12小时。

(3)重组组织型纤溶酶原激活剂50 mg加入注射用水50 mL持续静脉滴注2小时。使用尿激酶溶栓期间不可同用肝素。溶栓治疗结束后，应每2～4小时测定部分活化凝血活酶时间，当其水平低于正常值的2倍，即应开始规范的肝素治疗。

3.溶栓治疗的主要并发症为出血

为预防出血的发生，或发生出血时得到及时处理，用药前要充分评估出血的危险性，必要时应配血，做好输血准备。溶栓前宜留置外周静脉套管针，以方便溶栓中能够取血化验。

(四)抗凝治疗

抗凝治疗可有效地防止血栓再形成和复发，是肺栓塞和深静脉血栓的基本治疗方法。常用的抗凝药物为普通肝素、低分子肝素、华法林。

1.普通肝素

采取静脉滴注和皮下注射的方法。持续静脉泵入法：首剂负荷量80 U/kg(或5 000～10 000 U)静脉注射，然后以18 U/(kg·h)持续静脉滴注。在开始治疗后的最初24小时内，每4～6小时测定激活凝血酶时间，根据激活凝血酶时间调整肝素剂量，尽快使激活凝血酶时间达到并维持于正常值的1.5～2.5倍(表3-1)。

表3-1　根据激活凝血酶时间监测结果调整静脉肝素用量的方法

激活凝血酶时间(APTT)	初始剂量及调整剂量	下次APTT测定的间隔时间(小时)
测基础APTT	初始剂量：80 U/kg静脉注射，然后按18 U/(kg·h)静脉滴注	4～6
APTT<35秒	予80 U/kg静脉注射，然后增加静脉滴注剂量4 U/(kg·h)	6
APTT 35～45秒	予40 U/kg静脉注射，然后增加静脉滴注剂量2 U/(kg·h)	6
APTT 46～70秒	无须调整剂量	6
APTT 71～90秒	减少静脉滴注剂量2 U/(kg·h)	6
APTT>90秒	停药1小时，然后减少剂量3 U/(kg·h)后恢复静脉滴注	6

2.低分子肝素

采用皮下注射。应根据体重给药，每天1～2次。对于大多数患者不需监测激活凝血酶时间和调整剂量。

3.华法林

在肝素或低分子肝素开始应用后的第24～48小时加用口服抗凝剂华法林，初始剂量为3.0～5.0 mg/d。由于华法林需要数天才能发挥全部作用，因此与肝素需至少重叠应用4～5天，当连续2天测定的国际标准化比率(INR)达到2.5时，或PT延长至1.5～2.5倍时，即可停止使用肝素或低分子肝素，单独口服华法林治疗，应根据INR或PT调节华法林的剂量。在达到治疗水平前，应每天测定INR，其后2周每周监测2～3次，以后根据INR的稳定情况每周监测1次或更少。若行长期治疗，每4周测定INR并调整华法林剂量1次。

(五)深静脉血栓形成的治疗

70%～90%急性肺栓塞的栓子来源于深静脉血栓形成的血栓脱落，特别是下肢深静脉尤为常见。深静脉血栓形成的治疗原则是卧床、患肢抬高、溶栓(急性期)、抗凝、抗感染及使用抗血小板聚集药等。为防止血栓脱落肺栓塞再发，可于下腔静脉安装滤器，同时抗凝。

(六)手术治疗

肺动脉血栓摘除术适用于以下3种情况。

(1)大面积肺栓塞，肺动脉主干或主要分支次全阻塞，不合并固定性肺动脉高压(尽可能通过血管造影确诊)。

(2)有溶栓禁忌证者。

(3)经溶栓和其他积极的内科治疗无效者。

七、急救护理

(一)基础护理

为了防止栓子的脱落，患者绝对卧床休息2周。如果已经确认肺栓塞的位置应取健侧卧位。避免突然改变体位，禁止搬动患者。肺栓塞栓子86%来自下肢深静脉，而下肢深静脉血栓者51%发生肺栓塞。因此有下肢静脉血栓者应警惕肺栓塞的发生。抬高患肢，并高于肺平面20～30 cm。密切观察患肢的皮肤有无青紫、肿胀、发冷、麻木等感觉障碍。一经发现及时通知医师处理，严禁挤压、热敷、针刺、按摩患肢，防止血栓脱落，造成再次肺栓塞。指导患者进食高蛋白、高维生素、粗纤维、易消化饮食，多饮水，保持大便通畅，避免便秘、咳嗽等，以免增加腹腔压力，影响下肢静脉血液回流。

(二)维持有效呼吸

本组病例 89%患者有低氧血症。给予高流量吸氧,5～10 L/min,均以文丘里面罩或储氧面罩给氧,既能消除高流量给氧对患者鼻腔的冲击所带来的不适,又能提供高浓度的氧,注意及时根据血氧饱和度指数或血气分析结果来调整氧流量。年老体弱或痰液黏稠难以咳出患者,每天给予生理盐水 2 mL 加盐酸氨溴索 15 mg 雾化吸入 2 次。使痰液稀释,易于咳出,必要时吸痰,注意观察痰液的量、色、气味、性质。呼吸平稳后指导患者深呼吸运动,使肺早日膨胀。

(三)加强症状观察

肺栓塞临床表现多样化、无特异性,据报道典型的胸痛、咯血、呼吸困难三联征所占比例不到1/3,而胸闷、呼吸困难、晕厥、咯血、胸痛等都可为肺栓塞首要症状。因此接诊的护士除了询问现病史外,还应了解患者的基础疾病。目前已知肺栓塞危险因素如静脉血栓、静脉炎、血液黏滞度增加、高凝状态、恶性肿瘤、术后长期静卧、长期使用皮质激素等。患者接受治疗后,注意观察患者发绀、胸闷、憋气、胸部疼痛等症状有无改善。有 21 例患者胸痛较剧,导致呼吸困难加重,血氧饱和度为72%～84%,给予加大吸氧浓度,同时氨茶碱 0.25 g+生理盐水 50 mL 微泵静脉推注5 mL/h,盐酸哌替啶 50 mg 肌内注射。经以上处理,胸痛、呼吸困难缓解,病情趋于稳定。

(四)监测生命体征

持续多参数监护仪监护,专人特别护理。每 15～30 分钟记录 1 次,严密观察心率、心律、血氧饱和度、血压、呼吸的变化,发现异常及时报告医师,平稳后测P、R、BP,每小时 1 次。

(五)溶栓及抗凝护理

肺栓塞一旦确诊,最有效的方法是用溶栓和抗凝疗法,使栓塞的血管再通,维持有效的循环血量,迅速降低有心前阻力。溶栓治疗最常见的并发症是出血,平均为 7%,致死性出血约为1%。因此要注意观察有无出血倾向,注意皮肤、黏膜、牙龈及穿刺部位有无出血,是否有咯血、呕血、便血等现象。严密观察患者意识、神志的变化,发现有头痛、呕吐症状,要及时报告医师处理。谨防脑出血的发生。溶栓期间要备好除颤器、利多卡因等各种抢救用品,防止溶栓后血管再通,部分未完全溶解的栓子随血流进入冠状动脉,发生再灌注心律失常。用药期间应监测凝血时间及凝血酶原时间。

(六)注重心理护理

胸闷、胸痛、呼吸困难,易给患者带来紧张、恐惧的情绪,甚至造成濒死感。有文献报道,情绪过于激动也可诱发栓子脱落,因此要耐心指导患者保持情绪的稳定。尽量帮助患者适应环境,接受患者这个特殊的角色,同时向患者讲解治疗的目的、要求、方法,使其对诊疗情况心中有数,减少不必要的猜疑和忧虑。及时取得家属的理解和配合。指导加强心理支持,采取心理暗示和现身说教,帮助患者树立信心,使其积极配合治疗。

第三节　慢性支气管炎

慢性支气管炎是由于感染或非感染因素引起气管、支气管黏膜及其周围组织的慢性非特异性炎症。临床以咳嗽、咳痰或伴有喘息反复发作为特征,每年持续 3 个月以上,且连续 2 年以上。

一、病因和发病机制

慢性支气管炎的病因极为复杂,迄今尚有许多因素还不够明确,往往是多种因素长期相互作用的结果。

(一)感染

病毒、支原体和细菌感染是本病急性发作的主要原因。病毒感染以流感病毒、鼻病毒、腺病毒和呼吸道合胞病毒常见;细菌感染以肺炎链球菌、流感嗜血杆菌和卡他莫拉菌及葡萄球菌常见。

(二)大气污染

化学气体如氯气、二氧化氮、二氧化硫等刺激性烟雾,空气中的粉尘等均可刺激支气管黏膜,使呼吸道清除功能受损,为细菌入侵创造条件。

(三)吸烟

吸烟为本病发病的主要因素。吸烟时间的长短与吸烟量决定发病率的高低,吸烟者的患病率较不吸烟者高 2～8 倍。

(四)过敏因素

喘息型支气管患者,多有过敏史。患者痰中嗜酸性粒细胞和组胺的含量及血中 IgE 明显高于正常。此类患者实际上应属慢性支气管炎合并哮喘。

(五)其他因素

气候变化，特别是寒冷空气对慢支的病情加重有密切关系。自主神经功能失调，副交感神经功能亢进，老年人肾上腺皮质功能减退，慢性支气管炎的发病率增加。维生素 C 缺乏，维生素 A 缺乏，易患慢性支气管炎。

二、临床表现

(一)症状

患者常在寒冷季节发病，出现咳嗽、咳痰，尤以晨起显著，白天多于夜间。病毒感染痰液为白色黏液泡沫状，继发细菌感染，痰液转为黄色或黄绿色黏液脓性，偶可带血。慢性支气管炎反复发作后，支气管黏膜的迷走神经感受器反应性增高，副交感神经功能亢进，可出现过敏现象而发生喘息。

(二)体征

早期多无体征。急性发作期可有肺底部闻及干、湿啰音。喘息型支气管炎在咳嗽或深吸气后可闻及哮鸣音，发作时，有广泛哮鸣音。

(三)并发症

(1)阻塞性肺气肿：为慢性支气管炎最常见的并发症。

(2)支气管肺炎：慢性支气管炎蔓延至支气管周围肺组织中，患者表现寒战、发热、咳嗽加剧、痰量增多且呈脓性；白细胞总数及中性粒细胞增多；胸部 X 线片显示双下肺野有斑点状或小片阴影。

(3)支气管扩张症。

三、诊断

(一)辅助检查

1.血常规

白细胞总数及中性粒细胞数可升高。

2.胸部 X 线

单纯型慢性支气管炎，X 线片检查阴性或仅见双下肺纹理增多、增粗、模糊、呈条索状或网状。继发感染时为支气管周围炎症改变，表现为不规则斑点状阴影，重叠于肺纹理之上。

3.肺功能检查

早期病变多在小气道，常规肺功能检查多无异常。

(二)诊断要点

凡咳嗽、咳痰或伴有喘息,每年发作持续3个月,连续2年或2年以上者,并排除其他心、肺疾病(如肺结核、肺尘埃沉着病、支气管哮喘、支气管扩张症、肺癌、肺脓肿、心脏病、心功能不全等)、慢性鼻咽疾病后,即可诊断。如每年发病不足3个月,但有明确的客观检查依据(如胸部X线片、肺功能等)亦可诊断。

(三)鉴别诊断

1.支气管扩张

多于儿童或青年期发病,常继发于麻疹、肺炎或百日咳后,并有咳嗽、咳痰反复发作的病史,合并感染时痰量增多,并呈脓性或伴有发热,病程中常反复咯血。在肺下部周围可闻及不易消散的湿啰音。晚期重症患者可出现杵状指(趾)。胸部X线上可见双肺下野纹理粗乱或呈卷发状。薄层高分辨CT(HRCT)检查有助于确诊。

2.肺结核

活动性肺结核患者多有午后低热、消瘦、乏力、盗汗等中毒症状。咳嗽痰量不多,常有咯血。老年肺结核的中毒症状多不明显,常被慢性支气管炎的症状所掩盖而误诊。胸部X线片上可发现结核病灶,部分患者痰结核菌检查可获阳性。

3.支气管哮喘

支气管哮喘常为特质性患者或有过敏性疾病家族史,多于幼年发病。一般无慢性咳嗽、咳痰史。哮喘多突然发作,且有季节性,血和痰中嗜酸性粒细胞常增多,治疗后可迅速缓解。发作时双肺布满哮鸣音,呼气延长,缓解后可消失,且无症状,但气道反应性仍增高。慢性支气管炎合并哮喘的患者,病史中咳嗽、咳痰多发生在喘息之前,迁延不愈较长时间后伴有喘息,且咳嗽、咳痰的症状多较喘息更为突出,平喘药物疗效不如哮喘等可资鉴别。

4.肺癌

肺癌多发生于40岁以上男性,并有多年吸烟史的患者,刺激性咳嗽常伴痰中带血和胸痛。X线胸片检查肺部常有块影或反复发作的阻塞性肺炎。痰脱落细胞及支气管镜等检查,可明确诊断。

5.慢性肺间质纤维化

慢性咳嗽,咳少量黏液性非脓性痰,进行性呼吸困难,双肺底可闻及爆裂音,严重者发绀并有杵状指。胸部X线片见中下肺野及肺周边部纹理增多紊乱呈网状结构，其间见弥漫性细小斑点阴影。肺功能检查呈限制性通气功能障碍，弥散功能减低，PaO_2 下降。肺活检是确诊的手段。

四、治疗

（一）急性发作期及慢性迁延期的治疗

以控制感染、祛痰、镇咳为主，同时解痉平喘。

1.抗感染药物

及时、有效、足量，感染控制后及时停用，以免产生细菌耐药或二重感染。一般患者可按常见致病菌用药。可选用青霉素G 80万U肌内注射；复方磺胺甲噁唑(SMZ)，每次2片，2次/天；阿莫西林2～4 g/d，3～4次口服；氨苄西林2～4 g/d，分4次口服；头孢氨苄2～4 g/d或头孢拉定1～2 g/d，分4次口服；头孢呋辛2 g/d或头孢克洛0.5～1 g/d，分2～3次口服。亦可选择新一代大环内酯类抗生素，如罗红霉素，0.3 g/d，2次口服。抗菌治疗疗程一般7～10天，反复感染病例可适当延长。严重感染时，可选用氨苄西林、环丙沙星、氧氟沙星、阿米卡星、奈替米星或头孢菌素类联合静脉滴注给药。

2.祛痰镇咳药

刺激性干咳者不宜单用镇咳药物，否则痰液不易咳出。可给盐酸溴环己胺醇30 mg或羧甲基半胱氨酸500 mg，3次/天口服。乙酰半胱氨酸（富露施）及氯化铵甘草合剂均有一定的疗效。α-糜蛋白酶雾化吸入亦有消炎祛痰的作用。

3.解痉平喘

解痉平喘主要为解除支气管痉挛，利于痰液排出。常用药物为氨茶碱0.1～0.2 g，8次/小时口服；丙卡特罗50 mg，2次/天；特布他林2.5 mg，2～3次/天。慢性支气管炎有可逆性气道阻塞者应常规应用支气管舒张剂，如异丙托溴铵（异丙阿托品）气雾剂、特布他林等吸入治疗。阵发性咳嗽常伴不同程度的支气管痉挛，应用支气管扩张药后可改善症状，并有利于痰液的排出。

（二）缓解期的治疗

应以增强体质，提高机体抗病能力和预防发作为主。

（三）中药治疗

采取扶正固本原则，按肺、脾、肾的虚实辨证施治。

五、护理措施

(一)常规护理

1.环境

保持室内空气新鲜,流通,安静,舒适,温湿度适宜。

2.休息

急性发作期应卧床休息,取半卧位。

3.给氧

持续低流量吸氧。

4.饮食

给予高热量、高蛋白、高维生素易消化饮食。

(二)专科护理

(1)解除气道阻塞,改善肺泡通气。及时清除痰液,神志清醒患者应鼓励咳嗽,痰稠不易咯出时,给予雾化吸入或雾化泵药物喷入,减少局部淤血水肿,以利痰液排出。危重体弱患者,定时更换体位,叩击背部,使痰易于咯出,餐前应给予胸部叩击或胸壁震荡。方法:患者取侧卧位,护士两手手指并拢,手背隆起,指关节微屈,自肺底由下向上,由外向内叩拍胸壁,震动气管,边拍边鼓励患者咳嗽,以促进痰液的排出,每侧肺叶叩击3～5分钟。对神志不清者,可进行机械吸痰,需注意无菌操作,抽吸压力要适当,动作轻柔,每次抽吸时间不超过15秒,以免加重缺氧。

(2)合理用氧减轻呼吸困难。根据缺氧和二氧化碳潴留的程度不同,合理用氧,一般给予低流量、低浓度、持续吸氧,如病情需要提高氧浓度,应辅以呼吸兴奋剂刺激通气或使用呼吸机改善通气,吸氧后如呼吸困难缓解、呼吸频率减慢、节律正常、血压上升、心率减慢、心律正常、发绀减轻、皮肤转暖、神志转清、尿量增加等,表示氧疗有效。若呼吸过缓,意识障碍加深,需考虑二氧化碳潴留加重,必要时采取增加通气量措施。

第四节　慢性阻塞性肺疾病

慢性阻塞性肺疾病(chronic obstructive pulmonary diseases,COPD)是一种

以不完全可逆性气流受限为特征，呈进行性发展的肺部疾病。COPD是呼吸系统疾病中的常见病和多发病，由于其患病人数多，死亡率高，社会经济负担重，已成为一个重要的公共卫生问题。在世界范围内，COPD的死亡率居所有死因的第四位。根据世界银行/世界卫生组织发表的研究，至2020年COPD将成为世界疾病经济负担的第五位。在我国，COPD同样是严重危害人民群体健康的重要慢性呼吸系统疾病，1992年对我国北部及中部地区农村102 230名成人调查显示，COPD约占15岁以上人群的3%，近年来对我国7个地区20 245名成年人进行调查，COPD的患病率占40岁以上人群的8.2%，患病率之高是十分惊人的。

COPD与慢性支气管炎及肺气肿密切相关。慢性支气管炎（简称慢支）是指气管、支气管黏膜及其周围组织的慢性、非特异性炎症。如患者每年咳嗽、咳痰达3个月以上，连续两年或以上，并排除其他已知原因的慢性咳嗽，即可诊断为慢性支气管炎。阻塞性肺气肿（简称肺气肿）是指肺部终末细支气管远端气腔出现异常持久的扩张，并伴有肺泡壁和细支气管的破坏而无明显肺纤维化。当慢性支气管炎和/或肺气肿患者肺功能检查出现气流受限并且不能完全可逆时，可视为COPD。如患者只有慢性支气管炎和/或肺气肿，而无气流受限，则不能视为COPD，而视为COPD的高危期。支气管哮喘也具有气流受限。但支气管哮喘是一种特殊的气道炎症性疾病，其气流受限具有可逆性，它不属于COPD。

一、护理评估

（一）病因及发病机制

确切的病因不清，可能与下列因素有关。

1.吸烟

吸烟是最危险的因素。国内外的研究均证明吸烟与慢支的发生有密切关系，吸烟者慢性支气管炎的患病率比不吸烟者高2～8倍，吸烟时间愈长，量愈大，COPD患病率愈高。烟草中的多种有害化学成分，可损伤气道上皮细胞使巨噬细胞吞噬功能降低和纤毛运动减退；黏液分泌增加，使气道净化能力减弱；支气管黏膜充血水肿、黏液积聚，而易引起感染。慢性炎症及吸烟刺激黏膜下感受器，引起支气管平滑肌收缩，气流受限。烟草、烟雾还可使氧自由基增多，诱导中性粒细胞释放蛋白酶，抑制抗蛋白酶系统，使肺弹力纤维受到破坏，诱发肺气肿形成。

2.职业性粉尘和化学物质

职业性粉尘及化学物质，如烟雾、变应原、工业废气及室内污染空气等，浓度过大或接触时间过长，均可导致与吸烟无关的COPD。

3.空气污染

大气污染中的有害气体(如二氧化硫、二氧化氮、氯气等)可损伤气道黏膜，并有细胞毒作用，使纤毛清除功能下降，黏液分泌增多，为细菌感染创造条件。

4.感染

感染是COPD发生发展的重要因素之一。长期、反复感染可破坏气道正常的防御功能，损伤细支气管和肺泡。主要病毒为流感病毒、鼻病毒和呼吸道合胞病毒等；细菌感染以肺炎链球菌、流感嗜血杆菌、卡他莫拉菌及葡萄球菌为多见，支原体感染也是重要因素之一。

5.蛋白酶-抗蛋白酶失衡

蛋白酶对组织有损伤和破坏作用；抗蛋白酶对弹性蛋白酶等多种蛋白酶有抑制功能。在正常情况下，弹性蛋白酶与其抑制因子处于平衡状态。其中α_1-抗胰蛋白酶(α_1-AT)是活性最强的一种。蛋白酶增多和抗蛋白酶不足均可导致组织结构破坏产生肺气肿。

6.其他

机体内在因素如呼吸道防御功能及免疫功能降低、自主神经功能失调、营养、气温的突变等都可能参与COPD的发生、发展。

(二)病理生理

COPD的病理改变主要为慢性支气管炎和肺气肿的病理改变。COPD对呼吸功能的影响，早期病变仅局限于细小气道，表现为闭合容积增大。病变侵入大气道时，肺通气功能明显障碍；随肺气肿的日益加重，大量肺泡周围的毛细血管受膨胀的肺泡挤压而退化，使毛细血管大量减少，肺泡间的血流量减少，导致通气与血流比例失调，使换气功能障碍。由通气和换气功能障碍引起缺氧和二氧化碳潴留，进而发展为呼吸衰竭。

(三)健康史

询问患者是否存在引起慢支的各种因素如感染、吸烟、大气污染、职业性粉尘和有害气体的长期吸入、过敏等；是否有呼吸道防御功能及免疫功能降低、自主神经功能失调等。

(四)身体状况

1.主要症状

(1)慢性咳嗽：晨间起床时咳嗽明显，白天较轻，睡眠时有阵咳或排痰。随病程发展可终身不愈。

(2)咳痰:一般为白色黏液或浆液性泡沫痰,偶可带血丝,清晨排痰较多。急性发作伴有细菌感染时,痰量增多,可有脓性痰。

(3)气短或呼吸困难:早期仅在体力劳动或上楼等活动时出现,随着病情发展逐渐加重,日常活动甚至休息时也感到气短。气短或呼吸困难是COPD的标志性症状。

(4)喘息和胸闷:重度患者或急性加重时出现喘息,甚至静息状态下也感气促。

(5)其他:晚期患者有体重下降,食欲减退等全身症状。

2.护理体检

早期可无异常,随疾病进展慢性支气管炎病例可闻及干啰音或少量湿啰音。有喘息症状者可在小范围内出现轻度哮鸣音。肺气肿早期体征不明显,随疾病进展出现桶状胸,呼吸活动减弱,触觉语颤减弱或消失;叩诊呈过清音,心浊音界缩小或不易叩出,肺下界和肝浊音界下移,听诊心音遥远,两肺呼吸音普遍减弱,呼气延长,并发感染时,可闻及湿啰音。

3.COPD严重程度分级

根据第一秒用力呼气容积占用力肺活量的百分比($FEV_1/FVC\%$)、第一秒用力呼气容积占预计值百分比($FEV_1\%$预计值)和症状对COPD的严重程度做出分级。

(1)Ⅰ级:轻度,$FEV_1/FVC<70\%$、$FEV_1\geq80\%$预计值,有或无慢性咳嗽、咳痰症状。

(2)Ⅱ级:中度,$FEV_1/FVC<70\%$、50%预计值$\leq FEV_1<80\%$预计值,有或无慢性咳嗽、咳痰痒状。

(3)Ⅲ级:重度,$FEV_1/FVC<70\%$、30%预计值$\leq FEV_1<50\%$预计值,有或无慢性咳嗽、咳痰症状。

(4)Ⅳ级:极重度,$FEV_1/FVC<70\%$、$FEV_1<30\%$预计值或$FEV_1<50\%$预计值,伴慢性呼吸衰竭。

4.COPD病程分期

COPD按病程可分为急性加重期和稳定期,前者指在短期内咳嗽、咳痰、气短和/或喘息加重、脓痰量增多,可伴发热等症状;稳定期指咳嗽、咳痰、气短症状稳定或轻微。

5.并发症

COPD可并发慢性呼吸衰竭、自发性气胸、慢性肺源性心脏病。

(五)实验室及其他检查

1.肺功能检查

肺功能检查是判断气流受限的主要客观指标,对COPD诊断、严重程度评价、疾病进展、预后及治疗反应等有重要意义。$FEV_1/FVC\%$是评价气流受限的敏感指标。FEV_1占预计值百分比($FEV_1\%$预计值),是评估COPD严重程度的良好指标。当$FEV_1/FVC<70\%$及$FEV_1<80\%$预计值者,可确定为不能完全可逆的气流受限。FEV_1的逐渐减少,大致提示肺部疾病的严重程度和疾病进展的阶段。

肺气肿呼吸功能检查示残气量增加,残气量占肺总量的百分比增大,最大通气量低于预计值的80%;第一秒时间肺活量常低于60%;残气量占肺总量的百分比增大,往往超过40%;对阻塞性肺气肿的诊断有重要意义。

2.胸部X线检查

早期胸片可无变化,可逐渐出现肺纹理增粗、紊乱等非特异性改变,肺气肿的典型X线表现为胸廓前后径增大,肋间隙增宽,肋骨平行,膈低平。两肺透亮度增加,肺血管纹理减少或有肺大泡征象。X线检查对COPD诊断特异性不高。

3.动脉血气分析

早期无异常,随病情进展可出现低氧血症、高碳酸血症、酸碱平衡失调等,用于判断呼吸衰竭的类型。

4.其他

COPD合并细菌感染时,血白细胞增高,核左移。痰培养可能检出病原菌。

(六)心理-社会评估

COPD由于病程长、反复发作,每况愈下,给患者带来较重的精神和经济负担,出现焦虑、悲观、沮丧等心理反应,甚至对治疗丧失信心。病情一旦发展到影响工作和会导致患者心理压力增加,生活方式发生改变,也会影响到工作,甚至因无法工作孤独。

二、主要护理诊断及医护合作性问题

(一)气体交换受损

与气道阻塞、通气不足、呼吸肌疲劳、分泌物过多和肺泡呼吸有关。

(二)清理呼吸道无效

与分泌物增多而黏稠、气道湿度减低和无效咳嗽有关。

(三)低效性呼吸型态

与气道阻塞、膈肌变平以及能量不足有关。

(四)活动无耐力

与疲劳、呼吸困难、氧供与氧耗失衡有关。

(五)营养失调:低于机体需要量

与食欲降低、摄入减少、腹胀、呼吸困难、痰液增多关。

(六)焦虑

与健康状况的改变、病情危重、经济状况有关。

三、护理目标

患者痰能咳出,喘息缓解;活动耐力增强;营养得到改善;焦虑减轻。

四、护理措施

(一)一般护理

1.休息和活动

患者采取舒适的体位,晚期患者宜采取身体前倾位,使辅助呼吸肌参与呼吸。发热、咳喘时应卧床休息,视病情安排适当的活动量,活动以不感到疲劳、不加重症状为宜。室内保持合适的温湿度,冬季注意保暖,避免直接吸入冷空气。

2.饮食护理

呼吸功的增加可使热量和蛋白质消耗增多,导致营养不良。应制订出高热量、高蛋白、高维生素的饮食计划。正餐进食量不足时,应安排少量多餐,避免餐前和进餐时过多饮水。餐后避免平卧,有利于消化。为减少呼吸困难,保存能量,患者饭前至少休息 30 分钟。每天正餐应安排在患者最饥饿、休息最好的时间。指导患者采用缩唇呼吸和腹式呼吸减轻呼吸困难。为促进食欲,提供给患者舒适的就餐环境和喜爱的食物,餐前及咳痰后漱口,保持口腔清洁;腹胀的患者应进软食,细嚼慢咽。避免进食产气的食物,如汽水、啤酒、豆类、马铃薯和胡萝卜等;避免易引起便秘的食物,如油煎食物、干果、坚果等。如果患者通过进食不能吸收足够的营养,可应用管喂饮食或全胃肠外营养。

(二)病情观察

观察咳嗽、咳痰的情况,痰液的颜色、量及性状,咳痰是否顺畅;呼吸困难的程度,能否平卧,与活动的关系,有无进行性加重;患者的营养状况、肺部体征及有无慢性呼吸衰竭、自发性气胸、慢性肺源性心脏病等并发症产生。监测动脉血气分析和水、电解质、酸碱平衡情况。

(三)氧疗的护理

呼吸困难伴低氧血症者,遵医嘱给予氧疗。一般采用鼻导管持续低流量吸氧,氧流量1～2 L/min。对COPD慢性呼吸衰竭者提倡进行长期家庭氧疗。家庭氧疗为持续低流量吸氧它能改变疾病的自然病程,改善生活质量。家庭氧疗是指一昼夜吸入低浓度氧15小时以上,并持续较长时间,使 PaO_2≥8.0 kPa(60 mmHg),或 SaO_2 升至90%的一种氧疗方法。家庭氧疗指征:①PaO_2≤7.3 kPa(55 mmHg)或 SaO_2 ≤88%,有或没有高碳酸血症。②PaO_2 8.0～7.3 kPa(55～60 mmHg)或 SaO_2 <88%,并有肺动脉高压、心力衰竭所致的水肿或红细胞增多症(血细胞比容>0.55)。家庭氧疗对血流动力学、运动耐力、肺生理和精神状态均会产生有益的影响,从而提高COPD患者的生活质量和生存率。

COPD患者因长期二氧化碳潴留,主要靠缺氧刺激呼吸中枢,如果吸入高浓度的氧,反而会导致呼吸频率和幅度降低,引起二氧化碳潴留。而持续低流量吸氧维持 PaO_2≥8.0 kPa (60 mmHg),既能改善组织缺氧,也可防止因缺氧状态解除而抑制呼吸中枢。护理人员应密切注意患者吸氧后的变化,如观察患者的意识状态、呼吸的频率及幅度、有无窒息或呼吸停止和动脉血气复查结果。氧疗有效指标:患者呼吸困难减轻、呼吸频率减慢、发绀减轻、心率减慢、活动耐力增加。

(四)用药护理

1.稳定期治疗用药

(1)支气管舒张药:短期应用以缓解症状,长期规律应用预防和减轻症状。常选用 β_2 肾上腺素受体激动剂、抗胆碱药、氨茶碱或其缓(控)释片。

(2)祛痰药:对痰不易咳出者可选用盐酸氨溴索或羧甲司坦。

2.急性加重期的治疗用药

使用支气管舒张药及对低氧血症者进行吸氧外,应根据病原菌类型及药物敏感情况合理选用抗生素治疗。如给予β内酰胺类/β内酰胺酶抑制剂;第二代头孢菌素、大环内酯类或喹诺酮类。如出现持续气道阻塞,可使用糖皮质激素。

3.遵医嘱用药

遵医嘱应用抗生素，支气管舒张药，祛痰药物，注意观察疗效及不良反应。

(五)呼吸功能锻炼

COPD患者需要增加呼吸频率来代偿呼吸困难，这种代偿多数是依赖于辅助呼吸肌参与呼吸，即胸式呼吸，而非腹式呼吸。然而胸式呼吸的有效性要低于腹式呼吸，患者容易疲劳。因此，护理人员应指导患者进行缩唇呼气、腹式呼吸、膈肌起搏（体外膈神经电刺激）、吸气阻力器等呼吸锻炼，以加强胸、膈呼吸肌肌力和耐力，改善呼吸功能。

1.缩唇呼吸

缩唇呼吸的技巧是通过缩唇形成的微弱阻力来延长呼气时间，增加气道压力，延缓气道塌陷。患者闭嘴经鼻吸气，然后通过缩唇（吹口哨样）缓慢呼气，同时收缩腹部。吸气与呼气时间比为1∶2或1∶3。缩唇大小程度与呼气流量，以能使距口唇15～20 cm处，与口唇等高点水平的蜡烛火焰随气流倾斜又不至于熄灭为宜。

2.膈式或腹式呼吸

患者可取立位、平卧位或半卧位，两手分别放于前胸部和上腹部。用鼻缓慢吸气时，膈肌最大程度下降，腹肌松弛，腹部凸出，手感到腹部向上抬起。呼气时用口呼出，腹肌收缩，膈肌松弛，膈肌随腹腔内压增加而上抬，推动肺部气体排出，手感到腹部下降。

另外，可以在腹部放置小枕头、杂志或书锻炼腹式呼吸。如果吸气时，物体上升，证明是腹式呼吸。缩唇呼吸和腹式呼吸每天训练3～4次，每次重复8～10次。腹式呼吸需要增加能量消耗，因此指导患者只能在疾病恢复期如出院前进行训练。

(六)心理护理

COPD患者因长期患病，社会活动减少、经济收入降低等方面发生的变化，容易形成焦虑和压抑的心理状态，失去自信，躲避生活。也可由于经济原因，患者可能无法按医嘱常规使用某些药物，只能在病情加重时应用。医护人员应详细了解患者及其家庭对疾病的态度，关心体贴患者，了解患者心理、性格、生活方式等方面发生的变化，与患者和家属共同制订和实施康复计划，定期进行呼吸肌功能锻炼、合理用药等，减轻症状，增强患者战胜疾病的信心；对表现焦虑的患者，教会患者缓解焦虑的方法，如听轻音乐、下棋、做游戏等娱乐活动，以分散注意力，减轻焦虑。

（七）健康指导

1.疾病知识指导

使患者了解COPD的相关知识，识别和消除使疾病恶化的因素，戒烟是预防COPD的重要且简单易行的措施，应劝导患者戒烟；避免粉尘和刺激性气体的吸入；避免和呼吸道感染患者接触，在呼吸道传染病流行期间，尽量避免去人群密集的公共场所。指导患者要根据气候变化，及时增减衣物，避免受凉感冒。学会识别感染或病情加重的早期症状，尽早就医。

2.康复锻炼

使患者理解康复锻炼的意义，充分发挥患者进行康复的主观能动性，制订个体化的锻炼计划，选择空气新鲜、安静的环境，进行步行、慢跑、练气功等体育锻炼。在潮湿、大风、严寒气候时，避免室外活动。教会患者和家属依据呼吸困难与活动之间的关系，判断呼吸困难的严重程度，以便合理的安排工作和生活。

3.家庭氧疗

对实施家庭氧疗的患者，护理人员应指导患者和家属做到以下几点。

(1)了解氧疗的目的、必要性及注意事项；注意安全，供氧装置周围严禁烟火，防止氧气燃烧爆炸；吸氧鼻导管需每天更换，以防堵塞，防止感染；氧疗装置定期更换、清洁、消毒。

(2)告诉患者和家属宜采取低流量（氧流量1～2 L/min或氧浓度25%～29%）吸氧，且每天吸氧的时间不宜少于15小时，因夜间睡眠时，部分患者低氧血症更为明显，故夜间吸氧不宜间断；监测氧流量，防止随意调高氧流量。

4.心理指导

引导患者适应慢性病并以积极的心态对待疾病，培养生活乐趣，如听音乐、培养养花种草等爱好，以分散注意力，减少孤独感，缓解焦虑、紧张的精神状态。

五、护理评价

氧分压和二氧化碳分压维持在正常范围内；能坚持药物治疗；能演示缩唇呼吸和腹式呼吸技术；呼吸困难发作时能采取正确体位，使用节能法；清除过多痰液，保持呼吸道通畅；使用控制咳嗽方法；增加体液摄入；减少症状恶化；根据身高和年龄维持正常体重；减少急诊就诊和入院的次数。

第四章

心胸外科护理

第一节　心脏手术的常规护理

一、心脏外科疾病手术一般护理常规

(一)术前护理

(1)重度心力衰竭、夹层动脉瘤、心脏黏液瘤患者术前绝对卧床休息。一般患者多卧床休息,限制活动。心悸、气短或呼吸困难者协助取半坐位并吸氧。

(2)给予高蛋白、高能量、含丰富维生素、易消化饮食;心力衰竭、水肿患者予以低盐饮食。

(3)做好术前准备和指导。①术前戒烟、戒酒2周以上。②冠脉搭桥患者术前一周停用抗凝药;服洋地黄类药者心率低于60次/分时停药。③指导患者练习深呼吸、有效咳嗽、排痰、高半坐卧位等,体验拍背的感受。④指导患者术前禁食、沐浴、更衣。⑤测量身高及体重;备好胸片、胸腔引流瓶及术中用药。⑥清洁口腔,取下活动义齿及首饰,遵医嘱给术前用药。

(二)术后护理

(1)行体外循环的患者术后按体外循环心内直视术护理常规。

(2)全麻术后患者未清醒前取平卧位,头偏向一侧。麻醉醒后,可采取高半坐卧位,有利呼吸和引流。

(3)根据患者的耐受程度,鼓励术后早期活动,逐渐增加活动量。麻醉清醒后,鼓励患者床上活动,如深呼吸、四肢主动活动及间歇翻身等。手术后第2～3天开始,尝试下床活动。先坐床沿片刻,做深呼吸和咳嗽;再床旁站立,试着站立排尿,并稍走动或椅子上略坐片刻,再逐渐增加活动量。

(4)患者术后全身麻醉清醒及恶心、呕吐消失后,可逐步进食。其他术后6小时可逐渐恢复饮食。

(5)保持呼吸道通畅,预防肺部感染。鼓励患者咳嗽、排痰,给予翻身、拍背,雾化吸入每4小时1次。呼吸机辅助呼吸者,给予定时吸痰。

(6)密切观察患者生命体征及神志、尿量、中心静脉压、左心房压、氧饱和度、引流量、皮肤温度及湿度的变化。

(7)遵医嘱予以补液、输血、抗感染等治疗,严格掌握输液、输血的速度。用微量泵输入正性肌力、血管扩张等特殊药物时,并观察药物疗效及不良反应。

(8)注意手术切口敷料清洁、干燥,观察有无渗血、渗液,预防切口感染。一般胸部切口7～9天拆除缝线。

(9)保持各引流管通畅,注意引流液的性质和量。安置胸腔闭式引流装置者按其护理常规。禁食及留置胃管患者做好口腔护理;留置导尿管的患者做好会阴部护理。

(10)保持急救物品、药品的完好。

二、体外循环心内直视术护理常规

(1)按全身麻醉后护理常规。

(2)了解患者手术、麻醉、术毕恢复心脏循环等情况,妥善固定各种管道,给予患者保暖。

(3)严密监测患者生命体征、神志、尿量、中心静脉压、左心房压、血气分析、凝血功能等,注意低心排血症、酸碱平衡失衡和电解质紊乱、低体温、代谢性酸中毒、代谢性碱中毒、低血钾、肾功能减退、呼吸功能障碍等。

(4)密切观察呼吸机辅助呼吸的情况,及时吸痰,保持呼吸道通畅和有效呼吸。

(5)观察胸腔引流液的量和性状,评估渗血量。

(6)根据患者中心静脉压、左心房压及渗血量,补充血容量。如血容量补足后,仍有低心排血症,需及时报告医师,遵医嘱滴注正性肌力药物,如多巴胺、肾上腺素、多巴酚丁胺等。必要时,应用降低后负荷扩容药物,如硝普钠、安妥拉明、硝酸甘油等。

(7)及时纠正酸碱平衡失调和电解质紊乱。

三、动脉导管未闭手术护理常规

按心脏外科疾病手术一般护理常规及体外循环心内直视术护理常规。

(一)护理评估

(1)评估患者的生长发育及营养状况、健康史,了解既往病史及治疗经过。

(2)评估患者活动后心悸、气促、疲乏的程度,有无左心衰竭。了解有无感冒或呼吸道感染等;有无呼吸困难,咳嗽,肺部干、湿啰音等表现。

(3)了解患者心脏检查、心电图、X线、超声心动图等检查结果。

(4)了解患者及家属对疾病和手术的认识,有无恐惧、害怕等心理表现。

(二)护理措施

1.术前护理

(1)注意保暖,防止呼吸道感染。

(2)心悸、气短或呼吸困难者协助取半坐位并吸氧。

(3)给予高蛋白、高能量、含丰富维生素、易消化饮食。有心力衰竭者予以低盐饮食。

(4)按心脏外科疾病手术一般护理常规做好术前准备。

2.术后护理

(1)术后病情许可后帮助患者取半坐卧位。

(2)监测生命体征及病情变化,预防并发症。密切观察患者的呼吸频率、节律、幅度及听诊两肺呼吸音。术后出现声音嘶哑等喉返神经损伤症状时,早期禁水、禁食,以防误吸,同时遵医嘱使用激素及B族维生素等神经营养药。

(3)保持呼吸道通畅,定时为患者翻身、拍背并行雾化吸入。给予麻醉未醒或咳嗽无力的患者吸痰,防止呼吸道感染。

(4)保持手术切口清洁干燥,防止感染。

(5)遵医嘱使用镇静、镇痛药物,保持患者情绪稳定。严格控制液体入量,遵医嘱予药物控制血压。

(6)保持胸腔引流管的通畅,间断挤压引流管,注意观察引流液的量及性状。

(三)健康指导

(1)交代患者出院后,术后半年内避免剧烈运动。

(2)出院后3个月复查。如有倦怠、发热等不适,随时就诊。

四、房间隔缺损修补术护理常规

按心脏外科疾病手术一般护理常规及体外循环心内直视术护理常规。

(一)护理评估

(1)评估患者生长发育、营养状况及健康史,了解既往病史,有无反复出现上呼吸道感染。

(2)评估患者有无劳累后气促、心悸、心房颤动,有无右心衰竭、呼吸道感染等。

(3)了解患者心脏检查、X线、心功能检查、心电图等检查结果。

(4)评估患者对疾病和手术的了解程度及心理状态。

(二)护理措施

1.术前护理

(1)注意保暖,防止呼吸道感染。

(2)气促、心悸者协助取半坐位并吸氧。

(3)给予高蛋白、高能量、含丰富维生素、易消化饮食。

(4)按心脏外科疾病手术一般护理常规做好术前准备。

2.术后护理

(1)术后病情许可后帮助患者取半坐卧位。

(2)术后麻醉清醒及无恶心、呕吐后逐渐恢复饮食及活动。

(3)严密观察病情,监测心率、心律,有无心律失常。听诊有无残余分流的心脏杂音。

(4)保持呼吸道通畅,定时为患者翻身、拍背并行雾化吸入。对于麻醉未醒或咳嗽无力的患者给予吸痰,防止呼吸道感染。

(5)保持手术切口清洁干燥,防止感染。

(6)遵医嘱给予抗心律失常药物,观察药物的疗效。

(7)保持胸腔引流管的通畅,间断挤压引流管,注意观察引流液的量及性状。

(三)健康指导

(1)交代患者及家属半年内患者避免剧烈活动。

(2)保持手术切口清洁干燥,以免感染。

(3)出院后3个月复查。如有不适,随时就医。

五、室间隔缺损修补术护理常规

按心脏外科疾病手术一般护理常规及体外循环心内直视术护理常规。

(一)护理评估

(1)了解患者既往病史,有无发育不良、反复呼吸道感染、右心衰竭、肺动脉高压等。

(2)评估有无劳累后气促、心悸,有无心前区隆起,有无心脏杂音。

(3)了解患者心电图、X 线、超声心动图等检查结果。

(4)评估患者对疾病和手术的了解程度及心理状况。

(二)护理措施

1.术前护理

(1)注意保暖,防止呼吸道感染。

(2)气促、心悸者协助取半坐位并吸氧。

(3)给予高蛋白、高能量、含丰富维生素、易消化饮食。

(4)按心脏外科疾病手术一般护理常规做好术前准备。

2.术后护理

(1)术后麻醉清醒后,根据病情许可帮助患者取半坐卧位。

(2)术后麻醉清醒及无恶心、呕吐后逐渐恢复饮食及活动。

(3)严密监测心率、心律的变化,及时处理心律失常。

(4)保持呼吸道通畅,定时为患者翻身、拍背并行雾化吸入。对于麻醉未醒或咳嗽无力的患者给予吸痰,防止呼吸道感染。

(5)术后早期应控制静脉输入晶体溶液,以 1 mL/(kg · h)为宜,并保持左心房压不高于中心静脉压。

(6)注意听诊有无残余分流的心脏杂音,观察是否有影响心脏功能或康复的危险因素。评估是否存在残余分流,如术后血流动力学不稳定、心功能差等。

(7)预防肺高压危象发生。术前有肺高压的患者,术后延长呼吸机辅助呼吸的时间,尽可能减少镇静、吸痰及体疗次数;延长吸氧时间。

(三)健康指导

(1)半年内避免剧烈活动。

(2)保护手术切口清洁、干燥,防止感染。

(3)出院后 3 个月复查。如出现气促、发绀等不适时,立即就医。

六、法洛四联症手术护理常规

按心脏外科疾病手术一般护理常规及体外循环心内直视术护理常规。

(一)护理评估

(1)评估患者的健康史,了解既往病史,有无发育不良等。

(2)评估缺氧程度,如是否有发绀、杵状指、活动受限等。

(3)了解患者心脏检查、心电图、X线、超声心动图等检查结果。

(4)评估患者的心理反应,如有无社会适应能力差、对父母过分依赖、焦虑、恐惧、易激惹哭闹等。

(二)护理措施

1.术前护理

(1)嘱患者多卧床休息;每天予以吸氧30分钟。

(2)给予高蛋白、高能量、含丰富维生素、易消化饮食。鼓励患者多饮水,每3～4小时1次,每次200 mL,必要时静脉补液。

(3)做好心理护理及术前指导,避免哭闹、用力排便、感染、贫血、寒冷及创伤等可加重缺氧的因素。

(4)按心脏外科疾病手术一般护理常规做好术前准备。

2.术后护理

(1)术后麻醉清醒后,根据病情许可帮助患者取半坐卧位。

(2)术后麻醉清醒及无恶心、呕吐后逐渐恢复饮食及活动。

(3)严密监测心率及心律的变化。带有临时起搏器的患者应固定好起搏导线,按安装心脏起搏器护理常规。

(4)保持呼吸道通畅,定时为患者翻身、拍背并行雾化吸入。术后减少不必要的气管插管及辅助通气,特别注意呼吸道护理,防止呼吸道并发症,如肺部感染、灌注肺等的发生。

(5)术后每小时记录引流液的量及性质,保证引流管通畅;及时发现并处理急性出血,防止出现心脏压塞。

(三)健康指导

(1)指导患者及家属出院后视病情逐渐增加活动量,避免剧烈活动。注意保暖,以免受凉感冒。

(2)交代家属出院3个月后复查B超、胸部X线片及心电图。出现发绀、气促、水肿等异常时,立即就医。

(3)指导和鼓励家属加强小儿早期心理和智力教育,尽力减小疾病对小儿的影响。

七、心脏瓣膜置换手术护理常规

按心脏外科疾病手术一般护理常规及体外循环心内直视术护理常规。

(一)护理评估

(1)评估患者健康史,了解既往病史及治疗经过。

(2)评估患者血压、体温、心率、心律及呼吸。观察面色、神志、水肿、尿量的变化,有无劳累后气促、阵发性呼吸困难、端坐呼吸,有无心力衰竭等表现。

(3)了解患者心脏检查、心脏B超、凝血功能等检查结果。

(4)评估患者对手术的接受程度及心理状况。

(二)护理措施

1.术前护理

(1)进食高蛋白、清淡及易消化的食物。

(2)卧床休息,减少活动,必要时氧气吸入。

(3)按心脏外科疾病手术一般护理常规做好术前准备。

2.术后护理

(1)术后麻醉清醒后,根据病情许可帮助患者取半坐卧位。

(2)术后麻醉清醒及无恶心、呕吐后逐渐恢复饮食及活动。饮食宜高蛋白、低盐、丰富维生素(不宜进食含丰富维生素K的食物,如菠菜、猪肝、番茄等)的饮食,保持大便通畅。

(3)遵医嘱给药和注意药物的不良反应。①机械瓣置换者定时口服抗凝药,仔细观察牙龈、眼结膜、皮下、鼻有无出血征象,询问女患者是否存在月经量过多等抗凝药过量的现象。出现异常及时处理。②每天清晨测心率,如心率少于60次/分,立即报告医师且停止给服地高辛。③服利尿剂时,注意观察有无血钾、钠异常表现,维持电解质平衡。

(4)预防肺部感染、压疮等并发症。指导有效咳嗽、排痰,定时拍背,雾化吸入。保持皮肤清洁干燥,预防压疮。

(5)严密观察病情,注意监听瓣膜音质,发现心脏杂音及时通知医师。

(6)给予心理安抚,鼓励患者学会自我护理。

(三)健康指导

(1)指导患者出院后适当活动和劳动,以不感觉心悸、气促为宜。忌烟、忌酒,避免暴饮暴食。

(2)交代患者严格遵医嘱服药,学会自我监测出血倾向和测心率。服用抗凝药者定期复查凝血酶原时间,服用地高辛前自查心率,服利尿剂时同时补钾等。

八、冠状动脉搭桥手术护理常规

在体外循环下行冠状动脉搭桥手术按体外循环心内直视术护理常规。非体外循环行冠状动脉搭桥手术按心脏外科疾病手术一般护理常规。

(一)护理评估

(1)评估健康史,了解既往病史及生活、饮食习惯。

(2)评估患者体温、脉搏、呼吸,面色及神志等情况;评估心绞痛的程度、发作时间的长短及频率。

(3)了解患者心脏检查、凝血功能、冠状动脉血管造影等检查结果。

(4)了解患者的心理状况,如有无焦虑、恐惧、悲观等不良情绪。

(二)护理措施

1.术前护理

(1)患者宜选择低脂肪、低胆固醇及足量蛋白质、维生素、粗纤维等饮食。

(2)遵医嘱控制心绞痛发作,必要时给予硝酸甘油持续静脉泵入。

(3)按心脏外科疾病手术一般护理常规做好术前准备。

(4)给予心理护理,消除患者焦虑、恐惧等不良情绪。

2.术后护理

(1)术后麻醉清醒后,根据病情许可帮助患者取半坐卧位。

(2)术后麻醉清醒及无恶心、呕吐后逐渐恢复饮食及活动。饮食宜选择低脂肪、低胆固醇、足够蛋白质、维生素与粗纤维等食物,保持大便通畅。

(3)观察患者术后病情改善情况,有无胸痛、胸闷、心绞痛等。

(4)保持切口敷料清洁、干燥,观察取大隐静脉处及胸部切口有无出血、渗液等。

(5)抬高取大隐静脉的肢体,减轻水肿,评估肢端温度、血运、感觉及运动情况等。发现异常,及时报告医师。

(6)遵医嘱给予抗凝等药物,并观察药物的疗效及不良反应。

(三)健康指导

(1)交代患者出院后逐渐增加活动量,坚持低脂肪、低胆固醇及含丰富粗纤维的饮食,养成定时排便的习惯,防止便秘。禁烟酒。

(2)定期复查。如果出现胸痛、胸闷、心绞痛等不适,及时赴医院就诊。

九、心脏黏液瘤手术护理常规

按心脏外科疾病手术一般护理常规及体外循环心内直视术护理常规。

(一)护理评估

(1)评估健康史及心理状况,了解既往病史及治疗经过。

(2)评估患者有无动脉栓塞的表现,如偏瘫、失语、肢体疼痛等;评估有无二尖瓣狭窄的表现,如心悸、气促、端坐呼吸、晕厥、咯血等;评估有无发热、消瘦、食欲缺乏、乏力、贫血等全身反应。

(3)了解患者心脏检查、胸部X线片、凝血功能等检查结果。

(4)评估患者对心脏黏液瘤疾病及手术的认知程度,了解患者的心理状态。

(二)护理措施

1.术前护理

(1)患者给予绝对卧床休息,限制活动,以防瘤体嵌塞房室瓣瓣口导致猝死。

(2)对于贫血、心悸、呼吸困难者,给予氧气吸入。

(3)严密观察病情变化,一旦发现病情变化,立即报告医师,随时做好急救准备。

(4)及时做好术前准备,以便急症手术。

(5)给予患者心理安抚和疏导,缓解患者紧张情绪。

2.术后护理

(1)术后麻醉清醒后,根据病情许可帮助患者取半坐卧位。

(2)术后麻醉清醒及无恶心、呕吐后逐渐恢复饮食及活动。

(3)遵医嘱给予药物治疗,严格控制液体的输入量和速度,防止容量负荷过重,发生心力衰竭。

(4)严密观察病情变化,观察切口有无出血、渗液,保持切口敷料清洁、干燥和引流通畅。

(三)健康指导

(1)指导病患者出院后视病情适当活动,逐渐增加活动量,避免过度劳累。

(2)交代患者及家属如出现神志改变、肢体活动受限等异常情况及时就医。

十、心脏移植手术护理常规

按移植术、心脏外科疾病手术一般护理及体外循环心内直视术护理常规。

(一)护理评估

(1)了解患者既往疾病、手术、创伤、过敏等史,有无烟、酒嗜好。

(2)评估心脏疾病症状和体征、心力衰竭的程度。

(3)了解生命体征，实验室心、肝、肺、肾功能检查及X线、CT、MRI等影像学检查情况，供、受体移植配型及其他脏器的功能等。

(4)了解患者的家属和社会经济状况，患者对手术的认识和心理反应。

(二)护理措施

1.术前护理

(1)给予高蛋白、高碳水化合物、丰富维生素、低脂易消化饮食。

(2)遵医嘱使用强心、利尿、血管扩张、免疫抑制剂等；纠正酸碱及电解质紊乱，注意补镁；应用激化液等。

(3)改善肺功能，每天吸氧3次，每次30分钟；术前用地塞米松、抗生素及透明质酸酶溶液行雾化吸入；指导患者呼吸训练，如深呼吸、腹式呼吸、咳嗽训练等。

(4)术前对于睡眠不佳者，遵医嘱给予适当镇静药物。

(5)做好肠道准备。术前1天备皮，全身用氯己定溶液擦浴。

(6)术前除准备心脏外科常用药外，还应准备免疫抑制剂，如环孢素A、甲泼尼龙、泼尼松、硫唑嘌呤等。

(7)准备严格消毒的无菌室及隔离病房，并备有监护仪、呼吸机、输液泵以及抢救药品和设备等。

(8)做好术前指导和心理护理，消除患者的焦虑和紧张心理。

2.术后护理

(1)评估手术、麻醉方式及术中情况。患者术后置于移植专用隔离病房，给予特级护理，严格执行消毒隔离制度，防止感染。

(2)根据麻醉方式取卧位，鼓励咳嗽，协助翻身、拍背。给予吸氧。

(3)严密观察体温、脉搏、呼吸、血压等病情变化。

(4)严密监测循环功能和血流动力学变化，及时掌握多功能监测仪、经皮脉搏氧饱和度测量、动脉持续测压、漂浮导管(6腔)动态测压、持续心排血量及混合静脉血氧饱和度监测、血流动力学等指标变化，尽早发现移植术后有无早期心脏衰竭，特别注意是否发生右心衰竭及肺动脉高压。

(5)术后根据胃肠功能恢复情况逐渐恢复饮食，注意饮食卫生。宜选择高热量、高蛋白、丰富维生素和富含膳食纤维的食物。

(6)维持2～3条有效静脉通路，保证各种药液顺利输注。定时、定量准确给药，尤其是免疫抑制剂。强调免疫抑制剂使用的个体化，即根据血药浓度水平、急性排斥反应的发生频率、肝肾功能状态等及时调整各时期的用药量，避免用量不足诱发排斥反应和用量过多易促发感染。

(7)监护移植术后心脏排斥反应：①超急性排斥反应多发生于术中早期，立即出现供心复跳困难。②急性排斥反应多发生于术后1～20周。③慢性排斥反应多发生在心脏移植1年以后。患者康复期如出现乏力、周身不适、食欲缺乏、活动后心悸、气短等症状时，应高度怀疑排斥反应。

(8)预防感染，最大限度降低感染的危险。做到：①操作前后严格洗手，出入移植病房更衣、换鞋、戴帽、口罩及严格限制入室人数。②病室内勿摆花卉及植物。③定时测量体温并记录。④观察身体所有穿刺置管部位的皮肤。⑤观察口腔有无真菌感染迹象。⑥及时听诊肺部呼吸音，观察呼吸道分泌物有无异常。⑦监测血常规，及时采集痰、尿及口腔、伤口表面分泌物标本进行细菌培养。必要时协助进行床旁X线胸片检查等。

(9)评估切口及引流情况。妥善固定引流管，保持引流通畅；观察、记录引流液的色、质、量；准确记录24小时出入水量。

(10)给予患者心理支持和鼓励，保持心情愉快和情绪稳定。

(三)健康指导

(1)交代患者严格按医嘱服用免疫抑制剂，不可随意自行停药或减量。

(2)加强营养，注意饮食卫生；养成良好的生活习惯，避免过度劳累。

(3)定期复查肝功能及血药浓度。如有不适，及时就诊。

第二节　其他胸部手术的常规护理

一、普通胸外科疾病手术一般护理常规

(1)按外科疾病手术一般护理常规。

(2)全麻术后患者未清醒前取平卧位，头偏向一侧。麻醉醒后，可采取高半坐卧位，有利呼吸和引流。

(3)根据患者的耐受程度，鼓励其术后早期活动，逐渐增加活动量。麻醉清醒后，鼓励患者床上活动，如深呼吸、四肢主动活动及间歇翻身等。手术后第2～3天开始，尝试下床活动。先坐床沿片刻，做深呼吸和咳嗽，再床旁站立，试着站立排尿，并稍走动或椅子上略坐片刻，再逐渐增加活动量。

(4)患者术后全身麻醉清醒,恶心、呕吐消失后,可逐步进食。其他术后6小时也可逐渐恢复饮食。

(5)保持呼吸道通畅,预防肺部感染。术前戒烟、戒酒2周以上。鼓励患者咳嗽、排痰,给予翻身、拍背,必要时吸痰及雾化吸入。

(6)密切观察病情变化,定期测量生命体征。注意有无发热、血压下降、伤口疼痛、咳嗽、咳痰、呼吸困难、发绀、肺部啰音等,预防各种并发症的发生。

(7)遵医嘱予以补液、抗感染等治疗,维持水、电解质平衡。

(8)注意手术切口敷料清洁、干燥,观察有无渗血、渗液,预防切口感染。一般胸部切口7～9天拆除缝线。

(9)保持各引流管通畅,注意引流液的性质和量。安置胸腔闭式引流装置者按其护理常规。禁食及留置胃管患者做好口腔护理;留置导尿管的患者做好会阴部护理。

(10)保持急救物品、药品的完好。

二、胸部损伤护理常规

按普通胸外科疾病手术一般护理常规。

(一)护理评估

(1)评估患者受伤经过、暴力大小、受伤部位与时间,有无昏迷、恶心、呕吐史等。

(2)评估生命体征,了解有无呼吸困难、发绀、休克及意识障碍、肢体活动障碍。

(3)评估疼痛的部位与性质,骨折的部位与性质,有无开放性伤口,气管位置有无偏移,有无反常呼吸运动,有无咳嗽、咳痰、咯血,了解痰量与性质,咯血量与次数。

(4)了解患者的心理状态,有无恐惧、害怕等。

(二)护理措施

(1)帮助患者取半坐卧位,合并休克者取平卧位。

(2)给予高热量、高蛋白、丰富维生素饮食。病情危重、诊断不明确或须手术者暂禁食。

(3)吸氧,一般流量为2～4 L/min。根据氧饱和度调节氧流量,并观察患者缺氧情况是否改善。

(4)密切观察病情变化,及时发现和预防休克、心脏压塞等。①病情不稳定时每 15～30 分钟测量生命体征 1 次，稳定后改为每 4 小时测量 1 次并记录。②观察缺氧的表现，如呼吸频率、节律、有无反常呼吸及氧饱和度等。

(5)减轻疼痛。对于多发性肋骨骨折患者，应用胸带加压包扎胸部，以减轻疼痛和抑制反常呼吸。

(6)保持呼吸道通畅，纠正反常呼吸，加强肺部理疗及雾化吸入。必要时施行吸痰或气管切开。

(7)放置胸腔引流管者按胸腔引流护理常规。

(8)根据病情备好抢救药品及器材。如需手术，积极做好术前准备和术后护理。

(三)健康指导

(1)指导患者进食高热量、高蛋白、丰富维生素饮食，促进损伤恢复。

(2)交代肋骨骨折患者 3 个月后复查 X 线片，以了解骨折愈合情况。

三、脓胸手术护理常规

按普通胸外科疾病手术一般护理常规。

(一)护理评估

(1)评估患者有无急慢性感染病史。

(2)评估患者营养状况，有无全身乏力、长期低热、消瘦、贫血、低蛋白血症病史，有无杵状指、咳脓痰等，有无胸痛、胸闷、气促、咳嗽、咳痰、呼吸急促等。

(3)了解患者血常规，白细胞计数及中性粒细胞是否增高等。

(4)了解患者对疾病和手术的认识，有无不良的心理反应。

(二)护理措施

(1)术前患者取患侧卧位。脓胸行胸廓成形手术后，取术侧向下卧位，用厚棉垫、胸带加压包扎或加沙袋 1～3 kg 压迫。协助患者定时翻身和肢体活动，保持皮肤清洁，预防压疮。

(2)提供高蛋白、高热量和丰富维生素饮食。

(3)术后严密观察生命体征，有无胸痛、胸闷、气促、咳嗽、咳痰、呼吸急促等。一旦发现术后有出血的表现，立即通知医师，遵医嘱做好快速止血、输血等处理。必要时做好再次开胸止血术准备。

(4)有呼吸困难者，给予吸氧。

(5)胸腔闭式引流者按胸腔闭式引流护理常规。

(6)指导患者胸廓成形术后进行康复功能锻炼。鼓励患者咳嗽、深呼吸(有支气管胸膜瘘者除外),恢复肺功能。坚持采取上直立姿势,练习头部前后左右回转运动、上半身前屈运动及左右弯曲运动。

(7)做好心理护理,尤其是对反复胸腔穿刺者,应给予精神支持,做好解释。

(三)健康指导

(1)指导患者进食高蛋白、高热量和丰富维生素饮食,促进早日康复。

(2)指导患者出院后继续进行术后康复锻炼。

四、肺叶切除手术护理常规

按普通胸外科疾病手术一般护理常规。

(一)护理评估

(1)评估患者有无吸烟史、吸烟时间和数量;家族中有无类似病史。

(2)评估患者全身营养状况,有无体重减轻、贫血、低蛋白血症;肺部疾病表现,如发热、咳嗽、咳痰及痰的量和性状;有无咯血、咯血量和次数;有无放射痛、牵涉痛;有无呼吸困难、发绀、杵状指等。

(3)了解患者胸部X线片、CT、MRI等检查结果。

(4)评估患者对疾病和手术的认识以及心理状态。

(二)护理措施

1.术前护理

(1)给予患者高蛋白、高热量及维生素丰富饮食,纠正营养不良和水、电解质紊乱。

(2)评估患者病情变化,观察有无发热、咳嗽、咳痰、咯血、呼吸困难、发绀等。

(3)遵医嘱给予支气管扩张剂、祛痰剂等药物,以改善呼吸状况。若痰液黏稠不易咳出者,可行雾化吸入。

(4)遵医嘱做好术前准备。劝告患者戒烟,保持呼吸道通畅。

(5)指导患者术后康复训练。

2.术后护理

(1)了解手术、麻醉等术中情况,测血压、脉搏、呼吸并记录。

(2)患者取去枕平卧位。麻醉清醒、血压平稳后改半坐卧位至胸腔引流管拔除。

(3)术后禁食6小时后改进流质饮食,而后根据患者情况逐步改为普食。

(4)持续吸氧 48 小时,氧流量 2～4 L/min 或用呼吸机辅助呼吸。老年人及肺功能差者,48 小时后给予间断吸氧。

(5)采用多功能监护仪监护心率、心律、呼吸、血压、血氧饱和度等观察病情变化,及早发现心律失常、出血、感染、支气管胸膜瘘等并发症。一般监护 24～48 小时,病情需要时延长监护时间。

(6)保持呼吸道通畅。鼓励腹式呼吸,增强健侧肺功能;协助患者取坐位,做有效咳嗽排痰;观察呼吸音及肺膨胀情况;排痰困难者,行气管内吸痰或纤维支气管镜下吸痰。

(7)全肺切除手术后护理:①术后尽量避免搬动,更换体位时应轻、缓。②视病情取半坐卧位 2～4 周,每 2～4 小时更换 1 次体位。不宜完全平卧,以 1/4 侧卧为宜,平卧时尽量偏向患侧,以防压迫健侧肺致反常呼吸。③钳闭胸腔引流管,遵医嘱定时开放,每次放液 500～700 mL,以防纵隔摆动。④准确记录 24 小时出入水量。遵医嘱控制输液量及速度,输液总量每天不超过2 500 mL,滴速以30～40 滴/分为宜,防止心力衰竭。⑤如发现患者体温高、脉速、气急、咳痰多等,提示支气管胸膜瘘,应立即报告医师及时处理,并协助患者侧向手术侧,避免剧烈咳嗽。

(8)胸腔闭式引流者按其护理常规。

(三)健康指导

(1)指导患者做深呼吸、吹气球等,促进肺膨胀。

(2)指导患者进行抬肩、抬臂、手达对侧肩部、举手过头或拉床带活动,以预防术侧肩关节强直。

(3)定期复查。若有伤口疼痛、剧烈咳嗽及咯血等症状,或出现进行性倦怠情形,应立即就诊。

五、缩窄性心包炎手术护理常规

按普通胸外科疾病手术一般护理常规。

(一)护理评估

(1)询问患者发病前有无呼吸道感染、既往病史、吸烟史等。

(2)评估患者全身营养状况、饮食状况、胃肠吸收功能、水肿及腹水程度,评估生命体征、中心静脉压、外周循环情况等。

(3)了解患者的心搏出量、尿量、血气分析和血电解质检测结果。

(4)评估患者对疾病的认识和心理状态。

(二)护理措施

1.术前护理

(1)给予低盐、高热量、高蛋白、丰富维生素饮食。

(2)限制活动量,嘱患者多卧床休息。病情重者取半坐卧位。

(3)吸氧,保持呼吸道通畅。

(4)严密观察心率、心律、血压、中心静脉压,测量尿量、腹围等,记录24小时出入水量,了解病情变化。使用强心剂及利尿剂者应警惕洋地黄中毒反应及低血钾表现。

(5)给予术前指导和协助患者做好术前准备。

2.术后护理

(1)病情允许后提供低盐、高热量、高蛋白、丰富维生素、易消化饮食。

(2)根据心功能情况逐渐增加活动量,注意劳逸结合。

(3)严密监测心功能指标,如血压、中心静脉压、心搏出量、心脏排血指数,了解心脏功能。监测末梢循环。

(4)遵医嘱积极改善心功能,使用微电脑输液泵泵入多巴胺、多巴酚酊胺等正性肌力药物,避免药物剂量不足或过量引起的血压波动,确保血压稳定。使用强心、利尿剂时,注意监测血清钾,预防洋地黄中毒及低血钾发生。

(5)严格控制液体入量,滴速不超过20滴/分,防止短时间输入过量液体增加心脏负荷。记录24小时出入水量,保持出入水量平衡。

(6)给予皮肤护理,预防压疮。

(7)鼓励患者积极治疗,保持乐观心态。

(三)健康指导

(1)指导患者出院后进食低盐、高热量、高蛋白、丰富维生素、易消化饮食。

(2)对于结核性或细菌性心包炎者,交代患者遵医嘱继续服用抗结核或抗炎药物治疗3～6个月。

(3)指导患者自我测量每天尿量并记录,发现异常,及时就医。定期复查。

六、食管癌手术护理常规

按普通胸外科疾病手术一般护理常规。

(一)护理评估

(1)询问患者既往病史、饮食习惯和特殊嗜好、吸烟史等,起病时间及病情进展等。

（2）评估患者营养状况，有无体重下降、消瘦、贫血、脱水或衰竭等；了解食管梗阻情况，有无吞咽困难或呕吐，能否正常进食等。

（3）了解患者的心、肺等重要脏器功能及血气分析和血电解质检测结果，有无糖尿病、高血压、冠心病等，评估患者对手术的耐受程度。

（4）评估患者对疾病的认识和心理状态，有无焦虑、抑郁及程度如何。

（二）护理措施

1.术前护理

（1）根据患者具体情况调整饮食，改善营养状况。对能进食者给予高蛋白流质饮食，对食管高度梗阻不能进食者按医嘱静脉补充营养。

（2）遵医嘱做好术前准备。

积极治疗口腔疾病，保持口腔卫生。

呼吸道准备：劝患者戒烟，训练有效咳嗽、咳痰或腹式深呼吸，加强排痰。遵医嘱使用抗生素，控制呼吸道感染。

胃肠道准备：①术前3天进流质饮食，术前1晚禁食。②进食后滞留或进食后反流者，术前3天留置胃管，并用生理盐水经鼻胃管冲洗食管和胃，以减轻局部充血水肿，减少术中污染，防止吻合口瘘。③结肠代食管手术患者，术前行肠道准备。④术晨常规留置胃管。如遇梗阻部位，切不可强行进入，以免食管穿孔，可将胃管置于梗阻部位上端，待手术中直视下再继续置于胃中。

（3）给予术前指导和心理护理，稳定患者情绪，争取亲属在心理和经济上的积极支持配合，解除患者的后顾之忧。

2.术后护理

（1）了解手术及麻醉情况，加强呼吸道管理。及时清除呼吸道分泌物，促进肺扩张。

（2）饮食护理：①术后3～6天吻合口处于充血水肿期，应严格禁食。②禁食期间持续胃肠减压，给予静脉营养支持。停止胃肠减压24小时后，若无吻合口瘘症状，开始进食。自少量饮水开始，依次为少量流质、第8天进全量流质饮食、第10～12天进半流质饮食，3～4周进普食。③以高热量、高蛋白、丰富维生素、易消化食物为宜，避免刺激性食物。④宜少食多餐、由稀到干、细嚼慢咽，防止进食过多及速度过快，防止术后吻合口瘘。⑤注意观察进食后的反应，如梗阻、疼痛、呕吐、腹泻等。进食后2小时内避免平卧、低头弯腰等，以免食物反流。睡眠时宜高枕卧位。

(3)严密观察生命体征等病情变化,及时发现和处理并发症。其术后可能的并发症如下。①术后吻合口瘘:如出现发热、呼吸困难等,应警惕。一旦确诊,立即禁食,行胸腔闭式引流术,遵医嘱抗感染及营养支持。②乳糜胸:若术后血清样胸液过多,或粉红色中伴有脂肪滴,应警惕乳糜胸。

(4)维持有效的胃肠减压。①保持胃管通畅,抽吸胃液每 2 小时 1 次。若胃管不通畅,可用少量生理盐水冲洗并及时回抽,避免胃扩张增加吻合口张力,并发吻合口瘘。②妥善固定胃管,防止脱出。如胃管脱出,应严密观察病情,不应再盲目插入,以免穿破吻合口,造成吻合口瘘。③严密观察引流液量及性状并记录。术后 6～12 小时从胃管内可吸出少量血性液或咖啡色液,以后引流液颜色将逐步变淡。若引流出大量血性液体,患者出现烦躁、血压下降、脉搏增快等血容量不足的表现应考虑有活动性出血,立即报告医师处理。

(5)禁食期间加强口腔护理,每天早、中、晚三次,保持口腔清洁。

(6)安抚和关心患者,使患者保持良好的心理状态,树立战胜疾病的信心。

(三)健康指导

(1)指导患者进行适当活动,注意休息,避免劳累。

(2)告知患者术后饮食要求,指导患者自我观察进食后的反应。若进食后出现梗阻、疼痛、呕吐、腹泻等不适,应暂停进食,及时报告医护人员。若术后 3～4 周再次出现吞咽困难,考虑吻合口狭窄,立即就诊或告诉医护人员。

七、纵隔肿瘤手术护理常规

按普通胸外科疾病手术一般护理常规。

(一)护理评估

(1)了解有无周围脏器受压症状:①肺脏和支气管受压出现的胸闷、胸痛、前胸部不适、咳嗽、呼吸困难、吞咽困难等。②心脏、大血管受压出现的心悸,以及上腔静脉梗阻出现的上肢、颈部、面部水肿等表现。③压迫喉返神经导致声嘶。

(2)了解有无肿瘤侵犯胸膜腔和心包、肺而出现的胸腔积液、心包积液及相应的症状。如胸内甲状腺肿时,是否合并有甲状腺功能亢进症状。评估有无合并重症肌无力症状等。

(3)了解胸部 X 线片、CT、MRI 等检查结果。

(4)了解患者及家属对疾病和手术的认识及心理反应。

（二）护理措施

1.术前护理

（1）保持呼吸道通畅，必要时负压吸痰。

（2）胸腺瘤合并重症肌无力者，需观察呼吸情况，并督促患者按时服用溴吡斯的明，注意观察有无药物过量的症状。

（3）做好术前准备和术前指导。

2.术后护理

（1）了解手术中及麻醉情况，按相应护理常规。

（2）保持呼吸道通畅，鼓励咳嗽、排痰。病情严重者术后呼吸机辅助呼吸，保持呼吸道通畅与良好的气体交换，维持动脉血气正常。对行气管切开者，协助医师完成气管切开术，护理按气管切开术后护理常规。

（3）合并重症肌无力者，密切观察呼吸情况，警惕肌无力危象和胆碱能危象。

（4）术后继续遵医嘱服用溴吡斯的明者，注意药物反应。

（5）对于行纵隔肿瘤切除，同时又行左（右）无名静脉结扎术者，避免患侧上肢输液；同时行血管置换术者，服用华法林等抗凝剂时，注意监测凝血酶原时间。

（6）给予心理支持，鼓励患者战胜疾病的信心。

（三）健康指导

（1）指导需长期服用华法林等抗凝剂者遵医嘱服药，定期复查凝血酶原时间。

（2）交代患者如有任何不适，及时就医。

第三节 冠状动脉粥样硬化性心脏病

一、概述

冠状动脉粥样硬化性心脏病是指冠状动脉发生严重粥样硬化性狭窄或阻塞，或在此基础上合并痉挛，及血栓形成，造成管腔阻塞，引起冠状动脉供血不足、心肌缺血或心肌梗死的一种心脏病，简称冠心病。我国虽是冠心病的低发国家，但近年来冠心病发病率和病死率的逐年上升趋势是不容忽视的。目前，在我国每年估计新发生的心肌梗死的患者就高达300万之多。

冠状动脉的病变主要在动脉内膜,病变发展缓慢(一般需要10～15年才能发展成为典型的动脉粥样硬化斑块),在早期无症状,临床不易检出。发病时通常表现为胸骨后的压榨感,闷胀感,持续3～5分钟,常发散到左臂、左肩、下颌、咽喉部、背部,也可放射到右臂。用力、情绪激动、受寒、饱餐等增加心肌耗氧情况下发作的称为劳力性心绞痛,休息或含服硝酸甘油缓解。若表现为持续性剧烈压迫感、闷塞感、甚至刀割样疼痛,伴有低热、烦躁不安、多汗和冷汗、恶心、呕吐、心悸、头晕、极度乏力、呼吸困难、濒死感,休息和含服硝酸甘油不能缓解,此种情况称为心肌梗死型。冠状动脉阻塞性病变主要位于冠状动脉前降支的上、中1/3,其次为右冠状动脉,再次为左回旋支及左冠状动脉主干,后降支比较少见。

冠心病的外科治疗主要是应用冠状动脉旁路移植术(coronary artery bypass grafting,CABG),简称"搭桥"。CABG为缺血心肌重建血运通道,改善心肌的供血和供氧,缓解和消除心绞痛症状,改善心肌功能,延长寿命。目前,CABG已成为治疗冠心病最常用和最有效的方法之一。自从美国临床上首例将大隐静脉应用在冠状动脉旁路移植术中取得成功后,大隐静脉作为冠状动脉旁路移植物被广泛应用,从1968年起,作为新发展的外科技术,乳内动脉(internal mammary artery,IMA)得到了广泛的应用。由于动脉移植物的远期通畅率明显高于自体大隐静脉,可提高手术的远期效果,因此,近年来大力提倡用动脉如胸廓内动脉、胃网膜右动脉、桡动脉等作为冠状动脉旁路移植术的移植物。并且,不用体外循环,在心脏跳动下进行的冠状动脉旁路移植术取得较大进展,加快了患者的恢复,缩短了住院时间,取得了良好的效果(见图4-1)。冠状动脉旁路移植术后有90%以上的患者症状消失或减轻,心功能改善,可恢复工作,延长寿命。

二、术前护理

(一)一般准备

1.完成各项检查

各项血标本的化验,包括全血常规、血型、生化系列、血气分析、尿常规,如近期有心肌梗死者,加做血清酶学检查。辅助检查包括18导联心电图、胸部X线片、超声心动图、核素心肌显像和冠状动脉选择性造影。

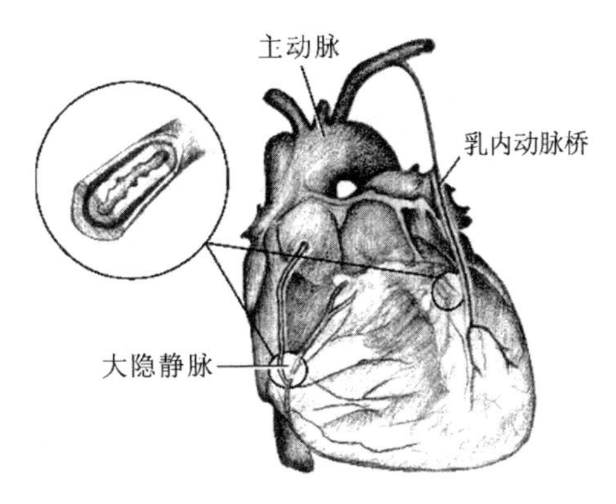

图 4-1　冠状动脉旁路移植术

2.呼吸道准备

患者入院 3 天后，可教会患者练习深呼吸和有效咳嗽，每天进行训练直到手术。病情较平稳的患者(重度左主干狭窄和药物不能控制心绞痛的患者可先不参与此项训练)，可进行吹气球训练。患者取卧位或坐位，吸氧(氧流量 4～5 L/min)，深吸气后平稳呼气，吹鼓气球。吹的时间尽量长，但以不感憋气为度，以免诱发心绞痛，每次 5～10 分钟，每天 6～8 次。训练期间，应鼓励患者做腹式呼吸。吹气球训练是一种深呼吸运动操，在吸氧的情况下进行，可增加肺活量和肺部功能残气量，提高血氧饱和度，改善心肌缺氧。

3.术前功能训练

冠状动脉搭桥术常取用大隐静脉作为移植用材料，因此，术前必须保证其完好无损。患者入院后，向其健康宣教，了解保护好大隐静脉的重要性。同时指导患者切勿用手抓挠下肢，以免造成表面皮肤的损伤。如有下肢损伤、局部炎症等情况，需制订相应的护理方案。术前进行静脉注射时，为保证手术安全，禁忌选用双下肢血管进行静脉穿刺。对于长时间站立工作的患者，嘱咐其穿长筒弹力袜，休息时双下肢适当抬高，以预防下肢静脉曲张。对已发生下肢静脉曲张的患者，应及早治疗。对于长期卧床的患者，应适当协助其进行床上运动、按摩，经常用温水泡脚，以促进血液循环。

4.常规准备

向患者介绍病情及注意事项，讲清楚避免情绪激动的重要性，向家属讲清手术的必要性及手术中、手术后可能发生的危险情况，术前请家属签字，备同种血型。术野备皮，取下肢静脉，包括颈部以下所有部位均需准备，术前晚常规清洁灌肠。保证术前良好睡眠，必要时遵医嘱口服用药。

(二)其他疾病的治疗

患者如合并其他疾病,应内科治疗,做好如下准备。择期手术患者术前应停用抗血小板药5天,防止术后出血,糖尿病的患者术前应控制血糖在6～8 mmol/L。高血压是冠心病的诱发原因之一,尤其是舒张压与冠心病的发作呈因果关系,故保持血压稳定至关重要,理想血压控制在16.0/10.0 kPa(120/75 mmHg)。药物控制血压同时,避免紧张、激动。不宜用力咳嗽、排便,注意卧床休息。

有心绞痛发作的患者,应将硝酸甘油片放置于患者易拿取的地方,并指导患者硝酸甘油的正确保存方法和重要性。吸烟患者,术前3周戒烟。呼吸功能不全者或出现呼吸道感染的患者,给予相应的治疗,控制感染、改善呼吸功能后方可手术。

对于急诊入院患者,应即给予吸氧2～3 L/min,限制活动,绝对卧床休息。床边心电监测,维持静脉通道,按医嘱使用硝酸甘油0.5～2 μg/(kg·min)持续微量注射泵泵入,使用时需用避光注射器、避光延长管及避光头皮针,定时巡视。严格控制液体的入量,避免加重心脏负荷。保持环境安静舒适,减少对患者的不良刺激,以免诱发心绞痛发作。紧急做好配血及备皮准备。

(三)术前心理准备

现代医学模式认为,冠心病是一种心身疾病,其发病、转归均与心理社会因素有关。因此,充分认识冠心病性格、心理特点,在冠心病的围术期过程中加强心理护理,对促进冠心病患者的康复有着重要意义。我们需要做到以下几个方面:①热情接待新入院的患者。②关心体贴患者。③帮助患者:满足患者的需要,遵医嘱,坚持治疗,树立恢复健康的信心,增加应变能力。帮助患者合理使用健康的适应行为,制止不良的适应行为。④防止消极情绪:解除紧张情绪,避免因过度焦虑、恐惧而引起疾病的变化。

(四)术前访视

冠心病旁路移植术后的患者都需要进入重症监护室进行监护,待生命体征等各项指标平稳,符合转出标准时再返回普通病房。研究表明,不少患者进入重症监护室后,难以适应这个陌生、密闭且与外界隔绝的环境,往往容易产生恐惧、焦虑甚至谵妄等一系列精神障碍现象,这种现象在医学界称为重症监护室综合征。重症监护室综合征即监护室综合征,是指患者在重症监护室监护期间出现的以精神障碍为主、兼具其他一系列表现,如谵妄状态、思维紊乱、情感障碍、行为和动作异常等的一组临床综合征。国内相关文献报道其发生率为20%～

30%,而机械通气患者的发生率高达60%~80%。对重症监护室患者进行研究表明,发生谵妄的机械通气患者病死率较其他患者明显增高。重症监护室综合征的出现不但影响患者的康复治疗,也会影响医护人员的工作效率和诊疗工作的开展。有关资料显示,加强术前访视的力度,应用人文护理可避免或减轻重症监护室综合征的发生。重症监护室护士可于术前1天前往心外病房访视,尽量避开患者进餐、治疗、休息的时候。首先,阅读病历,了解患者的一般情况。对患者的身体状况、个人性格、文化程度、经济条件有所掌握,对患者作出评估诊断。接下来再到床旁向患者做自我介绍,发放自制卡片,标明术前应注意的相关事项,具体为术前禁食水、防止着凉感冒并戒烟、术晨更换清洁病号服、义齿需在术前取下、贵重物品如首饰、手机、钱、物勿带入手术室,可在术前交家属妥善保管,术前一夜保证充足的睡眠,可遵医嘱适当应用艾司唑仑等药物。晨起排空大小便等,待手术室的护理员来接等内容。

请患者及家属翻阅重症监护室自制宣传画报,与患者逐条讲解,让患者充分理解术前准备的必要性,解除思想顾虑,轻松等待手术。由于冠心病患者以中老年患者为主,可交由患者自己阅读,记住照办。如果年纪很大,可让家人阅读解释、逐条落实。另外,画报可采用通俗易懂的少量文字,配以颜色鲜艳、生动的图片,可提高患者的阅读兴趣,使患者及家属了解重症监护室的工作流程,术后可能出现的不舒服、不适应症状,心理有所准备。同时,在宣传册中可加入针对患者家属的宣教内容,包括:指导患者家属在患者入住重症监护室期间需要准备的物品和询问病情的方式,知道应该如何配合医护人员的工作等。另外,还可以集中患者和家属观看重症监护室自制宣传片,以消除对重症监护室环境的陌生和恐惧。有需要时,可带领患者更换隔离服进入重症监护室内,熟悉各种监护仪器设备,包括监护仪、呼吸机的报警声音,以免在术后导致患者恐惧。

耐心询问了解患者对手术的认知和顾虑,评估患者的心理状态,并根据评估内容针对患者的职业特点、文化程度、心理素质及对健康和疾病的不同认识对症下药,有的放矢地进行心理疏导。介绍病房中的成功病例,树立患者的信心。详细解答患者提出的各种问题以提高术前访视的效果,可使患者准备充分积极主动应对手术。

随着医疗改革和医保的普及,患者对医院收费问题很敏感和很重视,所以术前应向患者及患者家属交代有关自费项目,让患者准备好这一部分费用,做到收费合理、实事求是、一视同仁,减少不必要的费用,避免经济纠纷的发生。

术前访视的工作是至关重要的,重症监护室的术前访视已开展了很多年。

并且,重症监护室护士会不定时的对术前术后患者进行问卷调查,以便随时了解患者及家属关心和感兴趣的内容。根据内容随时调整和扩充访视所用的卡片和宣传手册。通过对患者的术前访视并进行护理干预,学者发现该方法可有效地减轻患者的焦虑和恐惧情绪,让患者主动配合医护人员并平稳度过在重症监护室的监护阶段,增强了患者对医护人员的依从性和配合程度,同时也提高了患者及家属的满意度,有利于构建和谐的医患、护患关系。

三、术中配合

提前将手术室温度调至 24 ℃,等待患者进入手术室,防止术中低温引起心室颤动,备好各种抢救器材、药品。用亲切的语言缓解患者紧张情绪,取得其信任与支持,尽量避免患者由于过分紧张出现亢进症状,如心悸、出汗、烦躁不安、呼吸困难等,以免增加心肌耗氧量,诱发心绞痛甚至心肌梗死。患者入室后建立有效静脉通路,协助患者取仰卧位,胸骨正中对应的背部用小方软垫抬高 15°～20°,双腿微屈,膝关节外展,臀下贴好电极板。安全、合理、舒适的体位是手术成功的保障。术中严密观察手术进展,及时提供手术所需物品,调节无影灯及手术床角度,并保证吸引器及血液回收机管道通畅。随时调节压力大小,及时、准确地调整电凝输出功率,取乳内动脉时调至 30 W/s,开胸和取大隐静脉时调至 50 W/s。备好 30～35 ℃生理盐水冲洗吻合口,术中采取有效保暖措施,使患者体温维持在 36 ℃以上,避免由于患者体温过低引起心室颤动。

手术室护士应熟练掌握冠状动脉旁路移植术手术特殊器械的性能、用途及使用方法,熟悉冠状动脉解剖及手术程序,术中主动积极配合医师操作,使手术迅速、顺利完成。术中注意妥善保管血管桥,轻拿轻放,保持湿润,防止牵拉及锐器伤,静脉瓣方向应做好标记,剩余血管桥应保留至手术结束。术中搭桥器械精细、尖锐、昂贵,应注意防止损坏或误伤手术人员。积极的护理配合是手术顺利进行的保障,有利于促进患者康复。

四、术后护理

(一)术后常规处理

重症监护室近年有了重大的发展,已成为临床医学的一门新兴学科,专业技术队伍不断壮大,仪器设备不断更新,监测项目更加完善。冠状动脉搭桥术后患者均被安置在心外监护室内进行严密监护。术后监护的目的是让患者尽快恢复到正常的生理状态,可转至普通病房开展治疗护理,并尽可能避免术后并发症的发生。

1.术后早期处理

(1)术后患者入重症监护室前:应做好准备工作。包括清洁防压疮床垫的床单位,准备妥当;运行正常的治疗和监测设备,如呼吸机(按照千克体重已完成初调,并试用无误)、监护仪、负压吸引器、人工呼吸器、氧气装置、吸痰管等,使患者及时地处于监测条件下,一旦出现意外时,能及时发现和得到处理;配备控制升压药或血管扩张剂的微量输液泵、急救复苏的电除颤等装置、急救或常规必用的药物、常用的输液及冲洗管道的肝素液、主动脉球囊反搏机,各种观察记录表格。

(2)术终回室:患者手术结束后会由手术室送至重症监护室。回室后,由平车搬到病床之前,要注意血压是否平稳,各管道是否连接牢固。搬动患者时要分工明确,专人托住患者头部,轻抬轻放,避免管道脱落。抬到病床上后,马上连接呼吸机、心电导线、动脉血压、血氧饱和度,听诊双肺呼吸音以确定呼吸机送气正常。待血压处于平稳状态后,更换术中带回药物至重症监护室输液泵上,理清并保持每条输液管道的通畅。选择中心置管较粗的分支监测中心静脉压,三通连接口处应标示该路输注液体。标示引流刻度,记录各项指标。回室 30 分钟后采集血气分析,根据化验回报再次调节呼吸机。

(3)与术中工作人员的交接班:向麻醉师与外科医师了解手术过程是否平稳,术中所见冠状动脉病变程度、分布,冠状动脉血运重建的满意度及是否经过体外循环。同时需要交接术中血压、心功能情况、尿量、电解质和酸碱,及用药的反应及其用量,手术过程的特殊情况,目前正在使用的药物剂量及配制方法。与手术室护士交接患者的衣物,带回的血制品和药品,交接患者的皮肤情况,各管路是否通畅等内容,并共同填写交接记录单。冠心病患者在重症监护室的监护项目(见表 4-1)。

表 4-1 冠心病患者在重症监护室的监护项目

生命体征	血流动力学	特殊检查	实验室检查	出入量	其他
体温	动脉压	心电图	血、尿常规	尿量	血氧饱和度
脉搏	中心静脉压	床旁胸片	电解质	胸腔引流量	呼气末二氧化碳
呼吸	肺动脉嵌压/左心房压	床旁心脏彩超	血气		
神志	心排血量/心排血指数		血尿素氮/肌酐		
	外周血管阻力		心肌酶/肌钙蛋白		

2.冠状动脉旁路移植术后处理

与一般心脏手术后的处理原则相同,即维持生命体征的平稳,其特殊性是必须保持心脏血氧供需平衡、水与电解质平衡及酸碱平衡。针对左心功能状态不同的患者，术后处理侧重点有所不同。左心功能良好的患者，术后生命体征大多平稳，处理的重点是保持心脏血氧供需平衡，减慢心率和放宽负性肌力药物的运用。左心功能不全的患者，如缺血性心肌病，合并大的室壁瘤及严重的瓣膜病变，术后着重维护和提高心功能，通过维持适当的血压水平及保证心脏供血来实现心脏血氧供需平衡，减慢心率。

(1)保持心脏血氧供需平衡，补充血容量：冠心病的病理基础是由于冠状动脉发生严重粥样硬化性狭窄或阻塞而引起的心脏氧供需不平衡，术后保证心脏氧供，减少氧的消耗非常重要。导致心脏供氧量减少的原因通常包括血容量不足、低心排血量综合征、心脏压塞、循环负荷过重、呼吸道阻塞、胸腔积液等。而血压高、心率快、躁动、高热等原因导致了搭桥术后患者的氧耗量增多。针对上述原因，冠状动脉搭桥术后早期应控制收缩压在 12.0～16.0 kPa(90～120 mmHg)，观察患者引流量的多少，如无出血倾向，可控制收缩压至 20.0 kPa(150 mmHg)以下。由于冠心病患者术前多有高血压病史，术后可静脉应用硝酸甘油、罗红霉素(亚宁定)、硝普钠等药物控制血压。维持中心静脉压在 0.58～1.17 kPa(6～12 cmH_2O)，保持容量平衡，纠正低心排血量，保持呼吸道通畅，给予患者充分的镇静、镇痛，必要时可应用肌松剂。持续监测体温，如体温过高时，给予物理降温，若降温效果不佳时，可遵医嘱用药退热。

(2)保持电解质和酸碱平衡：冠状动脉搭桥术后，维持电解质平衡对于预防心律失常非常重要。通常每 4 小时查血钾 1 次，如果有异常，应 1～2 小时复查 1 次。血清钾的浓度应控制在4.0～5.0 mmol/L。低血钾症应在短时间内纠正，可在中心静脉处持续泵入 6%氯化钾溶液，在肾功能不良和尿量较少时，应适当减速。成人患者，每补给 2 mmol 氯化钾可提高血钾0.1 mmol/L。当血钾高于6.0 mmol/L时，则有心脏骤停的危险，应给予利尿剂、高渗葡萄糖加胰岛素、钙剂、碱性药物，使血钾迅速降至正常水平。临床上，一般容易忽视对镁剂的补充，它对室性心律失常有抑制作用，并能扩张冠状动脉。血清镁应维持在 1.3～2.1 mmol/L，在 2～4 小时可补充硫酸镁 5 g。

(3)呼吸系统的管理：搭桥术后患者，通常给予呼吸模式的设置为容量控制。术后早期，如果患者病情稳定，清醒并配合治疗的患者，可应用间歇通气，潮气量设置为 8～12 mL/kg，频率10 次/分，呼气末正压 490～784 kPa(5～8 mH_2O)，以防止肺不张。使用呼吸机期间必须加强气道湿化，湿化液须使用蒸馏水，有利于肺部气体交换，防止纤毛干燥而不利于痰液的排除。若湿化使用生理盐水，会导致氯化钠颗粒沉积在气管壁上，影响纤毛活动。湿化吸入温度要求控制在28～32 ℃，相对湿度＜70%。调整呼吸机参数后，应定时复查血气分析。冠状动脉搭桥术后的患者，患者清醒，循环稳定时，应使患者尽早拔除气管插管，脱离呼吸机，脱机过程太长是最常见的错误。搭桥术后早期拔管可改善静脉回流，降低右心负荷，并增加左心室充盈，从而增加心排血量。可促进患者更早咳痰，排出痰液，减少肺部并发症，缩短住重症监护室时间，最终节省医疗开支。拔除气管插管的指标，应根据患者的具体临床表现及各项监测指标决定，当患者神志清醒，可完全配合治疗，肌力正常后，即可考虑拔除气管插管。另外，需要血流动力学稳定、无出血并发症、无酸中毒及电解质紊乱，具体拔管指征见表 4-2。

表 4-2　拔管指征

神经系统	意识清醒 服从命令 没有脑卒中并发症
血流动力学	稳定 无出血并发症或胸腔引流量＜200 mL/h 平均动脉压 9.3～13.3 kPa(70～100 mmHg) 适量肌松药物或主动脉球囊反搏并非禁忌证
呼吸系统	pH≥7.32 PaO_2＞10.7 kPa(80 mmHg)(FiO_2＝50%) 自主呼吸时 $PaCO_2$＜7.3 kPa(55 mmHg) 潮气量＞5 mL/kg 吸气负压＞－25 cmH_2O
放射影像学	无大量积液、积气 无大面积肺不张
生化指标	血清钾浓度 4.0～4.5 mmol/L

据文献报道，冠状动脉搭桥术后患者常于术后 16～18 小时拔管。对于非体外循环下心脏不停跳搭桥患者，由于没有体温循环的打击，机体生理影响不大，平均拔管时间可缩短至术后 4～6 小时。拔除气管插管后，可给予鼻导管吸氧或储氧面罩吸氧。每天给予雾化吸入 2～3 次，每次 15 小时。在不影响患者休息的情况下，间断给予体疗。对于术前患有慢性阻塞性肺病患者，由于痰液多且黏稠，往往较难咳出，可遵医嘱静脉应用大剂量氨溴索化痰。拔除气管插管的患者，早期要严密观察生命体征。注意呼吸形态，观察是否存在鼻翼翕动，呼吸浅

快、呼吸困难，三凹征、发绀、烦躁不安等缺氧现象。对于呼吸状态不佳的患者，可考虑使用序贯通气。序贯通气时，患者感觉舒适，可以经口进食，避免了气管插管带来的相关损伤，保护了气道的防御功能，降低了院内肺部感染的发生率。

(4)血流动力学的监测：冠状动脉搭桥术后患者常需植入 Swan-Ganz 导管监测血流动力学和持续监测心排血量。对于血流动力学改变和处理见表 4-3。

表 4-3　血流动力学改变和处理

血流动力学改变				处理	
MAP	CO	PCWP	SVR	首先	其次
↓	↓	↓	↓↑	补充容量	
↓	↓	↓	↑	补充容量	扩张血管药
↓↑	↓	↑	↑	扩血管药	正性肌力药
↓	↓	↑	N/↑	正性肌力药	
↓	N/↑	N	↓	缩血管药	
N	N	↑	↑↓	利尿剂	

(二)术后并发症的观察与处理

1.低心排血量综合征

冠状动脉搭桥术后出现低心排血量综合征是非常危险的，它会引起血管收缩或移植血管的痉挛，加之血管移植物内血流量的减少，从而加重心肌缺血，进一步导致心排血量的减少，最后造成难以扭转的低血压状态。低心排血量可增加手术病死率和术后并发症发生率，如呼吸衰竭、肾衰竭、神经系统并发症等。冠状动脉搭桥术后，发生低心排血量综合征的最常见原因为低血容量，可由过度利尿、失血、外周血管过度扩张、心肌收缩功能不良、外周循环阻力增强等原因造成。其他常见原因还包括心脏压塞、心律失常和张力性气胸。

(1)临床表现：烦躁或精神不振、四肢湿冷发绀、甲床毛细血管在充盈减慢、呼吸急促、血压下降、心率加快、尿量减少＜0.5 mL/(kg·h)、血气分析提示代谢性酸中毒。

(2)预防和处理：术后早期应用正性肌力药物(如多巴胺、多巴酚丁胺)等扩血管药，补足血容量，纠正酸中毒，预防低心排血量综合征的发生。一旦临床表现提示出现低心排血量综合征，应立即报告医师，详细分析，找出原因，尽早作出相应处理。补充血容量，纠正酸中毒、减轻组织水肿、保持容量平衡。每隔 30～60 分钟复查血气，观察分析器发展趋势，给予相应治疗。若药物治疗无效，要及时应用主动脉内球囊反搏，改善冠状动脉灌注，保护左心功能。

2.心律失常

(1)心房颤动和扑动：心房颤动(简称房颤)是冠状动脉搭桥术后最常见的心律失常。美国胸外科学会报道，房颤发生率为20%～30%。一般发生在术后2～3天，通常为阵发性，但可反复发作。多数心脏外科医师认为，冠状动脉搭桥术后房颤是一个较严重的问题，它对血流动力学有一定的影响。房颤通常由以下几个方面引起：①外科损伤；②手术引起的交感神经兴奋；③术后电解质和体液失平衡；④缺血性损伤；⑤体外循环时间过长等。

预防和处理。①心律的监测：术后心律、心率的变化，对高龄、术前有心功能不良或房颤病史等的高危患者进行重点监护。②术后尽早应用β肾上腺素能受体拮抗剂，预防性给予镁剂。若患者已出现房颤，治疗的首要任务是控制心室率，然后再进行复律治疗，尽量恢复并维持室性心律。

(2)室性心律失常：冠状动脉搭桥术后的偶发室性期前收缩，其通常不需要治疗。而出现室性心律失常如室性心动过速、心室颤动，术后并不常见，一般发生在术后1～3天。产生的主要原因如下：①围术期心肌缺血和心肌梗死；②电解质紊乱，如低血钾和低血镁症；③血肾上腺素浓度过高；④术前已有左心室室壁瘤和严重的收缩功能减退。对大多数患者来说，术后室性心律失常及其诱发因素是能被纠正的。

预防和处理。①维持水、电解质及酸碱平衡：术后早期常规每4小时检查血气离子一次，根据化验回报补充离子、调整内环境。常规应用镁剂，即使血镁正常，应用镁剂不仅可有效控制室性心律失常，还可以扩张冠状动脉，增加冠状动脉血流。②给予患者充分镇静，由于强心药物，并应用利多卡因等抗心律失常药物。

3.急性心肌梗死

由于手术技术和心肌保护技术的改善，冠状动脉搭桥术后的心肌梗死已不常见。不稳定性心绞痛患者其术后心肌梗死发生率高于稳定性心绞痛患者。发生的原因可能与以下因素有关：①心肌血管重建不彻底；②术后血流动力学不稳定；③移植血管病变。

预防和处理：减少心肌氧耗，保证循环平稳。血流动力学支持、标准的药物治疗、纠正电解质紊乱和心律失常。术后早期，给予患者保暖有利于改善末梢循环并稳定循环，继而保护心肌供血，能有效防止心绞痛及降低心肌梗死再发生。对于心肌梗死继发低心排血量的患者，应尽早放置主动脉内球囊反搏或心室辅助装置，提供血流动力学支持，减轻心脏负荷。

4.出血

冠状动脉搭桥术后的出血发生率为1%～5%，主要原因为外科手术因素和患者凝血机制障碍、长时间体外循环、高血压和低温等。患者引流量大于每小时200 mL，持续3～4小时，临床上即认为有出血并发症。

预防和处理：术前对于稳定性心绞痛患者，提前1周停用抗血小板药物。对于不稳定性心绞痛患者，可改为低分子肝素抗凝。术后严格控制收缩压在12.0～13.3 kPa(90～100 mmHg)。定时挤压引流，观察引流的色、质、量，静脉采血检查活化凝血酶原时间，使其达到基础值范围，确认肝素已完全中和。若出现大量快速出血，血压下降，应立即床旁紧急开胸止血。

5.急性肾衰竭

患者行冠状动脉搭桥术之前，若存在肾功能不全、高龄、瓣膜手术、糖尿病、严重左心室功能不全等情况，术后极易出现急性肾衰竭的并发症。它在术前血清肌酐正常的患者的发生率为1.1%，而术前血清肌酐升高患者的发生率为16%，其中20%的患者需行持续性肾替代治疗。急性肾衰竭增加手术病死率，可高达40%左右，并延长住院时间，增加患者负担。

预防和处理：对于有肾衰竭危险因素的患者，术前应避免使用肾毒性的药物。若术前出现血清肌酐升高者，在病情允许的情况下，可适当延迟手术时间，待血清肌酐值控制在较合适的范围内时，再行手术治疗。术前需合理限制液体入量以减少肾脏损害。术后小剂量的应用多巴胺2～3 μg/(kg・min)，可扩张肾动脉，增加肾灌注。若患者出现严重的急性肾衰竭症状时，应及早给予持续性肾替代治疗支持，不能等到出现血流动力学紊乱、多脏器功能衰竭时才开始应用，宜早不宜迟。

6.脑卒中

脑卒中是造成冠状动脉搭桥术后并发症和死亡的主要原因之一。据Puskas多中心调查研究，脑卒中发生率为6%～13%。临床上将脑损害分为1型和2型。1型为严重的永久的神经系统损伤，发生率3%，病死率可达到21%。2型为轻度脑卒中，患者出院时可恢复神经系统和肢体功能，发生率为3%，病死率为10%。

预防和处理：早期的脑卒中治疗只是支持疗法，预防才是关键。造成术后脑卒中的原因有：①升主动脉粥样硬化；②房颤；③术前近期心肌梗死和脑血管意外；④颈动脉狭窄；⑤体外循环等。术后需每小时观察并记录瞳孔及对光反射，麻醉清醒患者，观察其四肢活动情况。出现脑卒中的患者中，需给予头部冰帽降温，降低氧耗；防止或减轻脑水肿；使用甘露醇、激素、利尿剂、清蛋白；神经细胞营养剂和全身营养支持。若患者出现抽搐时，应立即给予镇静剂和肌松剂抑制抽搐。定时给予患者翻身、叩背，促进痰液排除防止肺部感染。

7.主动脉球囊反搏的应用

主动脉球囊反搏是机械辅助循环方法之一，系通过动脉系统植入一根带气囊的导管到降主动脉内做锁骨下动脉开口远端，在舒张期气囊充气，主动脉舒张压升高，冠状动脉流量增加，心肌供氧增加；在心脏收缩前气囊排气，主动脉压力下降，心脏后负荷下降，心脏射血阻力减少，心肌耗氧量下降，以此起到辅助衰竭心脏的作用。对于冠状动脉搭桥术后出现心力衰竭、心肌缺血及室性心律失常等并发症而药物不能控制者，应及早使用IABP。但是由于IABP是有创植入性操作，并且使用期间需维持活化凝血酶时间在较高的水平。因此，在使用IABP期间易出现并发症，延长患者的住院时间。据文献报道，应用IABP的并发症发生率为13.5％～36％，可出现下肢缺血、球囊破裂、感染、出血、血肿、栓塞、动脉穿孔、主动脉夹层等并发症。

(1)下肢缺血：下肢缺血为多见的并发症，由于IABP管堵塞动脉管腔或血管内血栓脱落栓塞影响下肢供血有关。表现为IABP术后，患侧疼痛、肌肉萎缩、颜色苍白、末梢变凉、足背动脉消失。

术前应选用搏动较好的一侧植入导管；选择合适的型号；适当抗凝；持续搏动，不能停，以防止停搏时在气囊表面形成血栓在搏动时脱落。术后每15分钟对比观察双侧足背或胫后动脉搏动，注意患肢皮肤的温度、颜色变化。抬高下肢，4～6小时行功能锻炼，以促进下肢血液循环。遵医嘱给予肝素化，每2～4小时监测活化凝血酶时间，调整活化凝血酶时间在正常值的1.5倍左右。给予患者翻身时，避免患侧屈膝屈髋，防止球囊管打折引起停搏。若出现机器报警，应立即处理，避免机器停搏导致患者出现生命体征变化。

(2)球囊破裂：主要原因为在插入气囊导管时，尖锐物擦划气囊；动脉粥样硬化斑块刺破气囊；动脉内壁有突出的硬化斑块，气囊未全部退出鞘管或植入锁骨下动脉内形成打折、弯曲，该部位膜易打折破裂。

术前应常规检查气囊有无破裂，避免接受尖锐、粗糙物品。了解患者血管造影是否有斑块，了解术中置IABP管是否困难。临床表现为反搏波形消失，导管内有血液流出。一旦发现，需立即停止反搏，拔出气囊导管，否则进入气囊内的血液凝固，气囊将无法拔出，只能通过动脉切开取出。

(3)感染：常见于动脉切开植入导管。术后需加强无菌操作，及时更换被血、尿污染的敷料，并密切观察IABP置管处伤口有无红、肿、热、痛等感染征象。同时每天监测体温、血常规的动态变化情况，如有异常及时报告。遵医嘱全身及切口局部应用抗生素。

(三)术后康复护理

冠状动脉搭桥术后患者，尽早进行科学的康复锻炼对术后顺利恢复有很大的帮助。有效的康复锻炼可以扩张冠状动脉，在一定程度上预防冠脉搭桥的狭窄和闭塞，促进血液循环，促进伤口愈合，促进心功能恢复，预防肺部、消化道等各器官并发症发生，使患者尽快恢复正常生活。并且，随着患者活动量的逐步增加可有效预防深静脉血栓形成，还能改善血流动力学状态。患者在由重症监护室转回病房后，病情趋于平稳，除进行必要的抗生素和相关药物治疗外，需加强康复护理。

为了有效地进行肺部扩张，尽早恢复吹气球训练，方法同术前，可防止肺不张，减轻肺间质水肿。据报道，此项训练能明显改善缺氧和二氧化碳潴留。吹气球训练的同时，配合定时雾化吸入每天4次，每次15分钟。雾化吸入后痰液稀释，较易咳出，此时可鼓励患者咳嗽，惧怕切口疼痛是患者不愿意咳嗽的主要原因，可采取胸带固定伤口、护士协助按压伤口等方法缓解咳嗽时引起的疼痛。同时，可教会患者采取“抱胸式”咳嗽的方法，即鼓励患者深吸气后双手交叉抱于胸前，每当用力咳出时，双手用力向身体内抱胸，此方法可减轻咳嗽时震动引起的疼痛，并且患者可自行控制抱胸的时机和力度。

鼓励患者进食高蛋白、高热量饮食，既为康复训练储备能量也可促进手术刀口的愈合。由重症监护室转回病房24～48小时后，在患者体力允许情况下，护士协助患者在床上慢慢坐起，待适应后再缓慢移到床边，直到搀扶站起。切记，患者由于卧床时间较长，初次活动会感到乏力、头晕、四肢无力，同时还有谨防直立性低血压的发生。早期活动可搀扶离床短距离步行，72小时后根据患者体力和心功能的恢复情况逐渐加大活动量，可沿病房走廊步行。若扩胸运动导致患者牵拉伤口引起疼痛，为防止关节僵硬，可鼓励患者多做一些柔软的伸展运动，例如，上肢缓慢抬起，举过头顶或者两手缓慢平举，以不引起疼痛为宜，逐步增加动作幅度。

鼓励患者生活自理包括洗脸、刷牙、自己进餐和大小便等，可促进上肢功能锻炼，又在一定程度上增加了运动量。此时，嘱患者多进食蔬菜、水果等易消化饮食，排便时切勿用力，如厕时动作宜迟缓，防止血压骤升骤降发生意外。患者一旦生活自理能力恢复后，既满足了患者自我实现的需求，也增加了患者的自信心，利于患者心态的调整，病情的恢复。

在进行康复锻炼时，要求患者逐渐加大运动量，不可急于求成，应以患者能自我耐受、无过度疲劳感、无心慌气短、不诱发心律失常和剧烈胸痛为度。

五、健康指导

患者术后状态平稳，复查心电图、胸部X线片、心脏超声如无异常，即可出院。向患者宣讲和发放出院健康指导手册，包括指导患者饮食、功能锻炼、合理用药、定期复诊等内容。

（一）饮食指导

冠状动脉搭桥术后患者饮食宜清淡、高营养，应限制饮食中的高热量、高胆固醇食品如肥肉、动物脂肪、动物内脏、甜食等，可多食蔬菜、水果等富含维生素和膳食纤维的食物。一日三餐要规律，切勿暴饮暴食，合理控制体重，戒烟酒。

（二）功能锻炼

散步是一种全身性运动，可加快血流速度，保持血流畅通，防止冠状动脉狭窄，降低心脏并发症与再次手术率。对于冠状动脉搭桥术的患者，这是很好的一项运动，鼓励患者出院后养成散步的好习惯，可根据自行情况和耐受程度逐渐延长散步时间、增加散步的距离。在完全恢复体力前，会感觉乏力是正常的，如果出现胸痛、气短、轻度头晕、脉搏不规则应立即停止锻炼，及时到医院复查。

（三）用药指导

患者即将出院，很多患者会认为手术过后，症状消失或改善了就万事大吉了，此时需强调出院后定时服用口服药的重要性：减轻动脉硬化程度，延缓和控制病变的进程和冠状动脉再狭窄的发生。

服用口服药应注意：清楚了解和熟悉常用药物的名称和剂量；遵照医师医嘱按时服药，禁忌自行调整服药剂量或擅自停药；按照药品的使用说明合理保存药物，防止药物在阳光下暴晒影响药效，延误治疗。

（四）定期复查

一般术后3～6个月回手术医院复查一次，以后1、3、5、10年复查一次，复查项目包括心电图、胸部X线片、心脏超声、生化系列等。

（五）维持情绪稳定

实践表明，脾气暴躁、易怒、易紧张的人很容易出现血压增高，冠脉血管张力增加而患心脏病。经历了手术的治疗后，应指导患者时刻保持愉快的心情，避免争吵和过度兴奋。让患者多听音乐，参加社会活动达到精神放松，从而提高生活质量，延长寿命。

第四节　主动脉夹层动脉瘤

一、概述

主动脉夹层动脉瘤的准确定义是：主动脉壁中层内裂开，并且在这裂开间隙有流动或凝固的血液。中层裂开通常是在中层内 1/3 和外 2/3 交界面。夹层将完整的主动脉壁一分为二：即由主动脉壁内膜层和中层的内 1/3 组成的夹层内壁和由中层外 2/3 和外膜层组成的夹层外壁。夹层内、外壁间隙为夹层腔，或称为假腔，主动脉腔称为真腔。主动脉夹层的病因尚不明确，但其基本病变为含有弹力纤维的中膜的破坏或坏死，常与以下情况有关：高血压、遗传性结缔组织病（如马方综合征、Turner 和 Ehlers-Danlos 综合征）、多囊肾病、主动脉中膜变性、主动脉缩窄、先天性主动脉瓣病、妊娠、动脉硬化、主动脉炎性疾病、钝性或医源性创伤或肾上腺诱导性病变有关。

在夹层形成和发展过程中，主动脉壁中层撕裂导致的疼痛和主动脉夹层动脉瘤 3 个常见并发症（主动脉破裂、主动脉瓣反流、主动脉及其分支血管的阻塞）相应的表现是急性主动脉夹层动脉瘤常见的症状和体征。慢性主动脉夹层动脉瘤患者，主动脉扩大但常无症状。当扩大的主动脉侵犯邻近结构，则表现为相应部位的疼痛。扩大的主动脉压迫邻近组织也产生症状，如声音嘶哑、Hornor 综合征、反复肺炎。近端主动脉发生慢性夹层时，多合并主动脉瓣的关闭不全，严重者产生急性左心衰竭症状。慢性主动脉夹层患者也可出现组织灌注不良，如慢性肾衰竭、跛行等。慢性夹层患者出现低血压，多是由于主动脉破裂或严重的主动脉瓣关闭不全、心力衰竭所致。慢性病症外周脉搏消失较急性常见。主动脉瓣关闭不全时，除典型的舒张期泼水样杂音外，多有外周血管征，如毛细血管搏动、枪击音、脉压增大，腹部体检可发现扩大的主动脉。

未经治疗的主动脉夹层动脉瘤预后很差。急性主动脉夹层动脉瘤患者，50％在夹层发生后 48 小时内死亡，75％的患者在 2 周内死亡。慢性夹层患者，5 年生存率低于 15％。主动脉夹层动脉瘤患者绝大多数死于主动脉破裂。临床实践结果表明，人造血管置换术是主动脉夹层动脉瘤外科治疗的最有效方法。理想的置换术是在一次手术中能用人工血管置换所有夹层病变累及的主动脉段，即所谓完全治愈。然而这是难以达到的，因为大范围的替换手术创伤大，术后并发症多，病死率高。因此，绝大多数仅置换破裂的、危险性很高的主动脉段，而通常是近端主动脉应尽可能大范围的替换。

二、术前护理

(一)一般准备

1.休息

绝对卧床休息，减少不必要的刺激，限制探视的人数。护理措施要相对集中，避免搬动患者，操作时动作要轻柔，避免发出噪声，尽量在患者床边完成相关的检查。

2.术前常规准备

术前停止吸烟，术前 8 小时禁食水，以免麻醉或手术过程中引起误吸。术前晚应常规清洁灌肠，术前一天备皮，剃去手术区及其附近的毛发，术前一晚按照医嘱给镇静药物。完善各项血、尿标本的化验，包括血常规、血型、生化系列、血气分析、尿常规。辅助检查包括 18 导联心电图、胸部 X 线片、超声心动图、CT 或 MRI、主动脉造影等。

3.疼痛

主动脉夹层动脉瘤难以忍受的剧烈疼痛本身引起血压的升高，因此要做好疼痛护理。可以适当应用镇静和镇痛药物，止痛药物要选择对呼吸功能影响小的药物，通常是 10 mg 吗啡皮下或肌内注射，必要时4～6 小时后可重复给药，年老体弱者要减量。如果疼痛症状不明显，但是患者烦躁不安可给地西泮等镇静药物。在使用镇静药物后要观察患者的呼吸状况，如有异常立即通知医师。

4.吸氧

患者持续低流量吸氧，增加血氧含量。吸氧也可以改善心肌缺氧及应用血管扩张药物而引起的循环血容量减少导致的氧供应不足。另外，疼痛也会增加机体的耗氧量，吸氧后可增加患者的氧供应量，改善患者的不良情绪。

5.防止发生便秘

对于主动脉夹层动脉瘤的患者来说绝对卧床休息和心理的焦虑和抑郁是导致便秘发生的主要原因，另外患者的饮食结构和生活习惯也是造成便秘的原因，还有一部分患者因为怕用力排便造成动脉瘤破裂而不愿排便。患者要多食素食少食荤,多吃蔬菜水果软化粪便,给胃肠道休息的时间,减少胃肠道的负担,保持胃肠的正常蠕动。多饮水,促进新陈代谢,缩短粪便在胃肠道停留的时间,减少毒素的吸收。安排合理科学的饮食结构,粗细搭配,避免以猪肉、鸡肉等动物性食物为主食。每天睡前或晨起喝一杯温蜂蜜水或淡盐水以保持大便通畅。一旦发生便秘,给予开塞露灌肠,此方法作用迅速有效。服用麻仁软胶囊、蜂蜜水及香蕉虽然有效但作用较慢。禁忌做腹部按摩及运动疗法,以免诱发夹层动脉瘤破裂。因患者绝对卧床,要求床上排便,嘱患者建立定时排便的习惯,每天早餐后排便,早餐后易引起胃-结肠反射,此时锻炼排便,以建立条件反射。另外,患者排便时要注意环境隐私,用屏风遮挡,便后要帮患者做好清洁工作,病室通风,保持空气清新。

6.其他疾病治疗

(1)心血管系统的常见疾病。

缺血性心脏病:动脉瘤手术对患者心脏供血、供氧和氧耗影响都很大,术前如有缺血性心脏病,术中、术后易并发心肌梗死,一旦发生心肌梗死则病死率极高。术前应了解患者有无心绞痛症状或者有无心电图的异常改变。但半数以上的冠心病患者无任何症状,因此对有冠状动脉疾病的患者,可做冠状动脉造影检查。

高血压:轻度高血压并不构成动脉瘤手术的危险因素,中度以上的高血压除非必须做急诊手术外,术前应控制好血压再行择期手术。长期服用降压药物的,要一直服药到术前,术后也要尽早恢复服药。术中要特别注意防止血压忽高忽低,术后要口服降压药维持血压平稳。

心律失常:房性期前收缩一般不需要特别处理。房颤者术中及术后应控制心率,偶发单源性室性期前收缩不需特殊处理,但频发期前收缩需要用利多卡因或胺碘酮等有效药物治疗。新出现的恶性心律失常则应检查有无血生化异常、酸中毒、低氧血症,贫血等。

心脏瓣膜疾病:升主动脉瘤时常伴有主动脉半环扩大或瓣膜附着缘撕脱,一旦因此而出现主动脉瓣关闭不全,常出现急性左心功能不全的表现,因此应尽早进行手术治疗。这种患者不能平卧、心功能Ⅲ级或Ⅳ级,药物控制效果不佳的也应尽早手术或急诊手术,而不必等待心功能改善后再手术治疗。合并轻度主动脉瓣狭窄或轻度二尖瓣脱垂,术中可不处理,如中度以上的病症,术中应同时处理。

(2)呼吸系统疾病。

急性呼吸道、肺部炎症:呼吸系统急性炎症,气管分泌物或痰液增多,再加上麻醉和手术的侵袭,术后感染易扩散,发生肺不张和肺炎并发症的危险性增大。所以,除急诊手术外,术前应先治疗呼吸系统急性炎症,待炎症完全治愈后1～2周再行择期手术。

慢性支气管炎:慢性支气管炎要去除诱因,其次慢性支气管炎时气管内黏液分泌过多和易引起气管支气管痉挛,因此术前准备应以祛痰、排痰和解痉为中心,使用祛痰药物及雾化吸入。

慢性肺气肿:术前应锻炼呼吸以促进呼气,通常采用吹口哨及锻炼腹式呼吸改善肺内气体交换。其次术前也要口服祛痰解痉药物,合并感染要选用敏感抗生素。

(3)糖尿病:合并糖尿病的患者术后易发生感染,主要是因为机体免疫力下降,微血管病的血液循环障碍及白细胞功能降低等原因。术前要正确调节葡萄糖和胰岛素的用量,使血糖值在允许的范围内波动,防止发生酮症酸中毒。通常要求控制空腹血糖在正常范围或7.5 mmol/L以内。但要注意防止发生低血糖。另外还要纠正患者的营养状态,特别是低蛋白现象,并消除潜在感染灶。

7.用药护理

目前临床上常用的药物有3类:血管扩张剂、β肾上腺素受体阻滞剂和钙通道阻滞剂。主动脉夹层动脉瘤的急性阶段(发病初48小时),主动脉破裂的危险性最大,应选择静脉途径给药方法,待病情控制后再改为口服长期维持量。慢性主动脉夹层动脉瘤而无症状的则可提倡口服药物治疗。硝普钠应用输液泵准确输入体内。从小剂量[0.5 μg/(kg・min)]开始,然后根据血压的高低逐渐增加用量,但一般不超过[10 μg/(kg・min)]。当用大剂量硝普钠仍达不到满意的效果时,改用其他血管扩张剂。应用硝普钠时要现用现配,避光泵入,输液泵控制速度。应用硝普钠同时可应用β肾上腺素受体阻滞剂,如艾司洛尔,注射时要稀释并使用输液泵控制速度。值得注意的是艾司洛尔有很强的降压作用,如患者仅应用艾司洛尔就能维持满意的血压和心率,则不需要同时使用硝普钠。在应用艾司洛尔的过程中要密切观察患者的心率。普萘洛尔有很强的心肌收缩功能抑制作用,需要急诊手术的患者应避免使用或用量应小。临床中常用的钙通道阻滞剂是乌拉地尔,应用输液泵泵入,也可稀释后静脉注射。

8.预防瘤体破裂

夹层动脉瘤破裂引起失血性休克是导致患者死亡的常见原因。预防主动脉夹层破裂,及时发现病情变化是术前护理的重要内容。尤其是患者主诉突然发生的剧烈腰背部疼痛,常常是夹层动脉瘤破裂的前兆。高血压是夹层分离的常见原因，导致夹层撕裂和血肿形成的常见原因与收缩压和射血速率的大小有关。因此术前要将血压控制在13.3～17.3/8.0～12.0 kPa(100～130/60～90 mmHg)，心率70～100次/分。血压下降后疼痛会明显减轻或消失，是主动脉夹层停止进展的临床指征，而一旦发现血压大幅度下降，要高度怀疑夹层动脉瘤破裂。

9.周围动脉搏动的观察和护理

当主动脉夹层累及分支血管会引起相应脏器的缺血症状，主动脉分支急性闭塞可导致器官的缺血坏死，要预见性的观察双侧桡动脉、足背动脉的搏动情况，要注意观察末梢的皮肤温度及皮肤颜色。要勤巡视，勤观察，严格交班，做到早发现，早报告，早救治。

10.胃肠道及泌尿系统

观察动脉瘤向远端发展，可延伸到腹主动脉下端，累及肠系膜上动脉或肾动脉，引起器官缺血和供血不足症状，夹层累及肾动脉会出现腰疼、血尿、急性肾衰竭、尿量减少。夹层累及肠系膜上动脉时会出现恶心、呕吐、腹胀、腹泻等症状。每小时记录尿量，尿色，记录24小时出入量。

11.休克的观察

患者因刀割样疼痛而表现为烦躁不安、焦虑、恐惧和濒死感，且为持续性，一般镇痛药物难以缓解，患者会伴有皮肤苍白、四肢末梢湿冷、脉搏细速、呼吸急促等休克症状。护士要迅速建立静脉通路，抗休克治疗，观察患者尿量、皮肤温度、血压及心率变化。

12.其他并发症的观察

主动脉分支闭塞会引起器官的缺血坏死，如颈动脉闭塞表现为晕厥，冠状动脉缺血表现为急性心肌梗死，累及骶髂神经可出现下肢瘫痪。累及交感神经节可出现疼痛，累及喉返神经可以发生声音嘶哑，因此护士要严格观察有无呼吸困难、咳嗽、咯血、头痛、偏瘫、失语、晕厥、视力模糊、肢体麻木无力、大小便失禁、意识丧失等征象。

(二)心理护理

绝大部分患者在住院时可以了解自己的病情，对手术和疾病充满了紧张和恐惧，同时夹层动脉瘤的首发症状是胸背部剧烈的疼痛，难以忍受的撕裂样。刀割样疼痛伴有濒死感，严重者伴有短暂的晕厥，因此患者会有烦躁和焦虑，但是患者期盼着手术治疗以减轻痛苦，顾虑重重，同时也担心手术是否成功，这些心理问题会影响患者的休息，同时会使交感神经兴奋，血液中儿茶酚胺含量增加，使血压升高、心率加快，加重病情。不良的心理问题还会降低机体的免疫力，抵抗力下降，对手术治疗不利。首先要倾听患者的主诉，鼓励患者说出自己内心的不快、顾虑及身体的不适，与患者建立信任关系。向患者讲述成功病例，组织经验交流会，观看图片讲解疾病相关知识，增强患者战胜疾病的信心。与家属配合鼓励患者增强战胜疾病的信心。

(三)术前访视

术前一天重症监护室护士到病房对拟进行手术者进行访视，术前访视采用视频和发放宣传册及一对一咨询的方式进行，以确保患者及家属能够理解，并且在访视过程中一定要注意询问他们是否能听懂。护士除了常规介绍重症监护室工作环境，还需要向患者及家属解释患者在这里的这段时间内可能会发生什么，他们可能会有什么样的感受及会听到什么并看到什么；气管内插管的存在会对他们产生什么影响，及如何用另一种方式进行交流；重症监护室护士的角色，重症监护设备，及重症监护室的探视制度。所有这些信息都应记录细节备份，以便患者回顾需要说明或提醒的要点。护士需要评价患者心理、生理状况，确定可能影响术后恢复的问题。

(四)急诊手术术前准备

急诊的主动脉夹层动脉瘤患者，绝大多数是主动脉瘤濒临破裂危险或已发生破裂、有严重的组织、器官灌注不良，病情危重。为了挽救患者的生命，应在密切的监护和药物治疗的同时，在最短的时间内进行必要的术前检查和作出明确的诊断，以便及早接受手术治疗。

1.监测

所有夹层动脉瘤或可能急诊手术的患者，都必须送至重症监护室或直接到手术室，进行血流动力学连续监测。为了方便静脉应用药物治疗，快速输液和监测中心静脉压，要求建立中心静脉通路。建立动脉连续直接测压，达到实时监测血压的目的。放置导尿管，便于对尿量进行监测，这是对液体的补充，抗高血压治疗效果判断的一个很好的观察指标，在双侧肾无灌注时常产生无尿症。定时触摸并对比四肢动脉脉搏的强弱，在监护过程中，护士用这种简单的方法判断有无组织灌注不良。有条件者还可放置 Swan-Ganz 漂浮导管，进行肺动脉、压肺毛细血管楔压，心排血量等进行监测。除上述监测外还要观察患者的神经系统功能及腹部状况，同时还要密切观察患者的动脉血气分析结果。

2.药物治疗

临床实践中，仅有极少数主动脉夹层动脉瘤患者需要急诊手术。假如已在其他医院确定了主动脉夹层动脉瘤的诊断和明确了夹层累及的范围和有无并发症，来院就诊时可直接送入手术室进行治疗。药物治疗主要是静脉给药，普萘洛尔有很强的心肌收缩功能抑制作用，需急诊手术的患者应避免使用。需要急诊手术而又出现组织灌注不良的患者，术前是否进行降血压治疗仍存在分歧，反对者认为降低血压加重组织缺血，赞成者认为组织灌注不良是由于夹层所致，降低血压是可以防止夹层发展、预防夹层破裂的有力措施。在术前准备过程中，有些患者仍出现难以忍受的疼痛则应肌内或静脉注射止痛药和镇静药。

三、术中护理

由于夹层动脉瘤起病急骤，加上剧烈的疼痛，往往使患者出现恐惧、焦虑的情绪，在拟定手术方案后，手术室护士应当尽快到病房做好术前访视，以亲切的态度介绍手术成员及手术的成功经验，鼓励患者以放松的心态准备手术。洗手护士在术前准备好常规心脏大血管手术器械和敷料包，准备各种类型的人造血管及心血管补片、特殊血管缝线和可吸收缝线，大银夹钳和特殊鼻式针持，胸骨锯、骨蜡、无菌冰泥、除颤器、生物胶、止血粉、止血纱布，特细神经拉钩等。检查各种备用插管、手术器材的有效期，准备好充足的手术器械、用物、药品，保障术中及时准确地配合。

患者进入手术室后，巡回护士要热情接待，仔细核对患者姓名、床号、手术部位及术前用药。安慰关怀患者，减轻其紧张情绪。迅速建立两条良好的静脉通路。麻醉完成后，将患者放置平卧位，头下垫软头圈，胸后垫胸枕。肩胛骨、骼尾部、足跟处分别贴减压贴，减少因手术时间长和深低温体外循环导致皮肤压疮。由于手术位置在主动脉，而且是深低温环境条件下，会引起血流动力学和内环境的变化，术中密切配合麻醉师、体外循环灌注师工作，观察血压、血氧饱和度、尿量及体温的变化。遇异常情况，及时遵医嘱做好相应的处理。

心脏大血管手术器械种类繁多，要求器械护士提前30分钟刷手，与巡回护士一起仔细清点缝线、敷料和器械等物品。考虑到手术大，影响术式的不确定因素较多，皮肤消毒范围要足够大。消毒范围原则上同冠状动脉旁路移植手术，但双耳郭、乳突和双上肢也应充分消毒。铺单还是应预留双侧锁骨下动静脉和股动脉切口位置。暴露右侧腋动脉备体外循环插管用。大血管手术开胸时的风险较大，尤以二次开胸行大血管手术为甚。从开胸到完成心脏血管游离的过程中应做好随时应对大出血、心律失常和启动体外循环的准备。

四、术后护理

（一）常规护理

1.重症监护室常规护理

准备好麻醉床、心电监护仪、呼吸机、简易呼吸器、吸痰器、除颤仪等急救监测设备。患者回重症监护室后立即给予患者心电、血压、血氧饱和度监测。连接呼吸机进行机械辅助通气。与麻醉师进行交接包括患者使用药物如何配制、血气分析结果及术中是否出现异常情况。同时还要交接患者的衣物，带回的血制品及药物，血制品要严格交接，双人核对。病情允许可与手术室护士共同为患者翻身查看皮肤情况，出现异常要记录在重症护理记录单上，并填写压疮评估表，并且要把情况告知家属。

2.体位

麻醉未醒时采取平卧位，尽量减少搬动患者，如生命体征不稳定患者要禁止翻身。麻醉清醒后生命体征稳定的患者可将床头抬高 30°。

3.管道护理

与麻醉师一起确定气管插管的位置，听诊呼吸音，观察双侧是否对称，常规进行 X 线检查，了解气管插管的位置及双肺的情况。交接深静脉及动脉压管路的位置，检查管路是否通畅。妥善固定导尿管、引流管，在引流瓶上贴好标记，以便观察患者的引流量。保持各管路通畅，避免打折、扭曲、脱出、受压，每班需要确定各种管路的位置，每个小时记录深静脉及气管插管的位置。

4.保证外出检查安全

患者外出做检查时要备好抢救设备及药物，准备简易呼吸器、氧气袋、负压吸引器、吸痰管、除颤仪、肾上腺素，以保证患者发生意外情况能够给予及时的救治。

5.血糖监测

术后监测血糖每小时 1 次，连续 3 小时，如有异常立即应用胰岛素，以控制血糖在正常范围。

6.心理护理

患者进入重症监护室后要掌握患者的心理动态，及早告知患者手术成功，现在正在重症监护室接受治疗，对患者实施周到的护理及热情的鼓励。积极指导自我放松训练，转移注意力，使其配合治疗，促进康复。对患者提出的问题，要耐心细心解答，让患者信任重症监护室护士。

(二)并发症的观察与护理

1.控制血压

维持理想的血压,减少血压的波动是大血管术后护理的难点。术后难以控制的持续高血压可增加脑出血、吻合口出血及冠状动脉痉挛,有心肌缺血的危险。术后要给予患者镇痛、镇静,加强心理护理,使患者有安全感,防止由于过度的焦虑和烦躁而引起的血压升高。术后要给予缓慢复温,防止由于体温过低引起的外周血管收缩而导致血压的升高。当患者麻醉苏醒时,可应用丙泊酚镇静,同时血压有升高趋势时,要遵医嘱给硝普钠、亚宁定、利喜定等降压药物,使血压缓慢降低,收缩压维持在16.0 kPa(120 mmHg)左右。术后早期血压低多是因为渗血多、术中出血、失液,血容量不足引起的,应用药物血压仍控制不理想时,要警惕是否发生低心排血量。所有患者均采用有创血压监测,妥善固定穿刺针的位置,每班都要校对零点,保证测量血压的真实可靠。使用血管扩张药物要单路给药,使用微量注射泵是避免应用"快进"键,以免血压骤然降低。

2.心电监测

全主动脉置换涉及主动脉根部的置换及头臂干血管的再造,术前主动脉瓣关闭不全,冠状动脉病变,长时间的体外循环及心肌阻断,都会导致术后的心律失常、心肌缺血,低心排血量甚至心搏骤停。术后立即给予多参数的生理监测及血流动力学监测,定时观察心率、中心静脉压及心电图的变化。高龄患者中心功能较差、心排血量降低,易发生充血性心力衰竭,对于这样的患者术后可以给予IABP辅助心脏功能,增加心脏射血、心脏灌注,改善肾脏的血液灌注。

3.纠正电解质紊乱、酸碱平衡失调及出入量失衡

术中血液稀释、利尿剂的应用、低流量灌注、应用呼吸机等都会引起酸碱平衡失调及电解质的紊乱。术后也要参照多方面的因素心率、血压、中心静脉压、尿量、引流量、血气分析结果及心肺功能。血容量不足时要以补充胶体为主,维持血红蛋白>100 g/L,血浆可以预防由于凝血因子减少而造成的引流多,补充胶体还可以防止由于胶体渗透压降低而造成的肺内液体增多,护理过程中不能机械的控制入量小于出量。

4.意识的监测

脑部的并发症是人工血管置换常见的并发症之一。临床表现为苏醒过缓、偏瘫、昏迷、抽搐等。护士在患者未清醒前要观察并记录患者双侧瞳孔是否等大等圆,是否有对光反射及程度如何,清醒后要记录清醒的时间及程度,密切观察患者的认知情况、精神状态及有无脑缺氧。患者清醒后护士要观察和记录四肢

的活动情况，皮肤的温度，感觉动脉搏动情况。

5.胃肠道的护理

留置胃管持续胃肠减压是术后常见的护理措施，留置胃管禁食水的患者常有口渴、咽部疼痛等不适，每天要给予两次口腔护理，以促进患者舒适。每班听诊肠鸣音，观察腹部体征，有无腹胀、腹痛，定时测腹围，观察有无腹腔脏器缺血表现。患者肠道功能恢复后可给予胃肠道营养，以促进患者体力的恢复。

6.呼吸道的护理

(1)术后呼吸机辅助呼吸：根据血气分析结果及时调整呼吸机参数。术后带管时间长，不宜长时间持续镇静的患者易出现呼吸机对抗，随时监测呼吸频率、潮气量、气道压及患者的呼吸状态。调整呼吸机模式为同步间歇指令通气＋肺泡表面活性物质(压力支持)或者压力控制通气，在压力控制通气情况下要注意观察患者的潮气量变化，及时调整压力。

(2)预防呼吸机相关性肺炎：呼吸机相关性肺炎是指经气管插管行机械通气48小时以后发生的肺部感染，或原有肺部感染发生新的病情变化，临床上高度提示是一次新的感染，并经病原学证实者。机械通气是重症监护室常用的一种治疗方法，由于人工气道的建立破坏了呼吸道正常的生理防御机制，使机械通气并发的呼吸机相关性肺炎发生率增加4～12倍。呼吸机相关性肺炎的发生使得患者治疗时间延长，住院费用增加，病死率增高，影响疾病的预后。

重症监护室环境管理：严格限制探视，减少人员流动，同时也要减少可移动设备的使用。必要探视时家属需要穿隔离服、戴口罩帽子、更换拖鞋后才能进入。每天要进行通风，地面每天用含氯消毒液拖擦，监护仪等设备定期消毒液擦拭，患者转出后对所用物品进行终末消毒处理。重症监护室应设立隔离病房，以收治特殊感染患者。使用空气层流装置时要定期清理排风口出的污物，以免影响空气质量。定期对重症监护室工作人员进行手消毒效果监测，洗手后细菌数小于5 cfu/cm^2，并以未检出致病菌为合格。此外，还要进行定期体检，尤其要进行口咽部细菌培养，带有致病菌株者应停止治疗工作或更换工作岗位。

保持人工气道的通畅：保持人工气道通畅最有效的方法是根据分泌物的颜色、量和黏稠度等情况，按需进行气管内吸痰。吸痰是利用机械吸引的方法，将呼吸道分泌物经口、鼻或人工气道吸除，以保持呼吸道通畅的一种治疗方法。

吸痰手法：可按照送、提、转手法进行操作。①送：在左手不阻塞负压控制孔的前提下，或先反折吸痰管以阻断负压，右手持吸痰管，以轻柔的动作送至气道深部，最好送至左右支气管处，以吸取更深部的痰液。②提：在吸痰管逐渐退出的过程中，再打开负压吸痰，或左手阻塞吸痰管负压控制孔产生负压，右手向上提拉吸痰管，切忌反复上下提插。③转：注意右手边向上提拉时，边螺旋转动吸痰管，能更彻底地充分吸引各方向的痰液，抽吸时间段使用负压，可减少黏膜损伤，而且抽吸更为有效。

吸痰后护理：与呼吸机连接，吸入纯氧。生理盐水冲洗吸痰管后关闭负压。检查气管套管和气囊。听诊。安慰患者取舒适体位，擦净面部，必要时行口腔护理。观察血氧饱和度变化，调节吸入氧浓度（FiO_2）。整理用物、洗手和记录：吸痰前后面色、呼吸频率的改善情况，痰液的颜色、性质、黏稠度、痰量及口鼻黏膜有无损伤。

保持人工气道的湿化：人工气道的建立使患者丧失了上呼吸道对气体的加温和加湿的作用，吸入干燥低温的气体未经过鼻咽腔易引起气管黏膜干燥和分泌物黏稠，造成分泌物潴留，发生肺不张，增加了肺部感染的机会。所以，必须保证人工气道充分的湿化。

雾化吸入治疗：有些呼吸机本身有雾化装置，使药液雾化成 3～5 μm 的微粒，可达小支气管和肺泡发挥其药理作用。昏迷患者也可将雾化吸入的面罩直接置于气管切开造口处或固定于其口鼻部，每天4～6 次，每次 10～20 分钟，患者清醒时嘱其深呼吸，尽量将气雾吸入下呼吸道。常用的药物有 β_2 受体激动剂和糖皮质激素等，以扩张支气管。更换药液前要清洗雾化罐，以免药液混淆。使用激素类药物雾化后，及时清洁口腔及面部。

7.并发症的观察及护理

（1）观察有无截瘫：密切观察患者的下肢肌力及感觉，一旦发现异常立即通知医师。胸降主动脉和胸腹主动脉远端的血管置换术，脊髓缺血时间长或者供给脊髓血液的肋间动脉和腰动脉没有重建等因素导致的偏瘫、截瘫等是主动脉夹层动脉瘤术后常见的严重并发症，迄今为止尚未有解决的方法。

（2）观察有无栓塞征象：主动脉人工血管置换术后，在重建血管吻合口、动静脉腔内易发生血栓和栓塞。为防止人工血管内发生血栓，术后 3 个月内给予抗凝治疗，抗凝药物的应用通常在术后 6～12 小时，如果引流多要推迟使用。

（3）预防出血和渗血：主动脉人工血管置换的创伤大，吻合技术难，吻合处多，术中和术后发生出血和弥散性渗血往往能够致命。术后对出血的观察和早期发现尤为重要。勤挤引流，保持引流通畅，观察记录引流的色、质和量，如果发现术后 1 小时引流量＞10 mL/kg，或者任何 1 小时的引流量＞200 mL，或 2 小时内达 400 mL，都提示有活动性出血，一旦发现要立即报告医师，给予开胸止血。

同时术后控制血压也是预防出血的关键，主动脉人工血管置换手术复杂，技术难度大，吻合口多，吻合口出血是术后致死的首要原因。控制血压在 12.0～16.0/6.7～10.7 kPa(90～120/50～80 mmHg)，以保证组织灌注，皮肤温度正常，以尿量为准，保证每小时尿量＞1 mL/kg，避免血压过低导致的组织灌注不足。早期引流偏多要排除血液稀释、鱼精蛋白不足、凝血功能障碍等原因，及时给鱼精蛋白，新鲜血浆、血小板、纤维蛋白等，有效地减少术后渗血。

(4)肾脏功能监测：肾脏是对缺血最敏感的腹腔脏器，肾衰竭是主动脉术后常见的并发症之一，发生率 10%～20%，常在术后 48 小时内发生。防止血容量不足引起的少尿、无尿，每小时观察并记录尿量、颜色及性质，查肌酐、尿素氮，出现出入量失衡时及时汇报医师。补足血容量，血细胞比容低于 35%时适当输血，维持血压稳定，必要时应用硝普钠降压，必须保持稳定的肾动脉灌注压，舒张压不低于 8.0 kPa(60 mmHg)。血压过低者可应用小剂量多巴胺、肾上腺素以提高血压，扩张肾动脉，起到强心利尿作用。发生血红蛋白尿时要给予碱化尿液，防止管型尿形成，保持水电解质酸碱平衡，控制氮质血症，当尿量连续 2 小时＜1 mL/kg时，及时报告医师，应用利尿剂，必要时应用肾脏替代疗法。

8.预防感染

主动脉夹层人工血管置换手术时间长、创伤大，人工血管植入和术后带有引流管，中心静脉导管等侵入性导管多，易发生感染。术后各项操作要严格遵循无菌操作原则，应用广谱抗生素，严格按医嘱时间给药，以维持最佳的血药浓度。有发热的患者要根据血培养的结果选择应用抗生素。要密切观察体温，痰液的色、量及性质。观察皮肤有无红肿、疼痛，尿液有无浑浊，一旦发现上述症状，要及时找到原因并及时处理。

(三)康复护理

患者病情平稳后可进行各关节的被动运动，清醒脱机后指导患者进行主动关节运动，练习床上坐起进食，为下床活动做准备。从术后第 1 天起按摩双下肢，每天两次，每次半小时。翻身叩背促进患者痰液排出，防止呼吸道感染的发生。鼓励患者早期下床活动，促进体力的恢复，初次下床时要注意保护患者安全以免发生摔伤。

五、健康指导

(一)生活指导

减少家庭生活中的不安全因素，防止跌倒，避免体力活动，从事比较轻松的职业。指导患者养成良好的饮食习惯，给予低盐、低胆固醇、富含粗纤维素且清淡易消化饮食，少量多餐，不食刺激性及易引起腹胀的食物，如饮料和咖啡等，以免加重心脏负担。限制摄盐量，限制高胆固醇、高脂肪食物，并适量摄取蛋白质饮食，多吃新鲜的蔬菜和水果，戒烟限酒，保持大便通畅，防止发生便秘而引起腹内压增高。根据天气增减衣物，避免发生感冒。

（二）用药指导

按医嘱服药，漏服后不能补服，缓释片不可掰开服用。控制血压，定期监测血压是药物治疗的关键。合理降低血压，保持血压平稳，防止动脉破裂。每天定时、定部位、定血压计、定体位测量血压并记录数值，以便调整药物用量。

（三）卫生保健

急性期或恢复期患者都有可能因便秘而诱发夹层范围扩大或破裂。应指导患者养成床上排便习惯，必要时给予缓泻剂。加强腹部按摩，减轻患者精神上和心理上的不安，避免排便时用力屏气，可嘱患者食用蜂蜜、香蕉等，每1～2天排便1次，同时注意及时记录排便情况，排便时应在旁密切观察血压和心电图变化。

（四）病情观察

一旦出现心前区或胸部、腹部等疼痛立即来医院就诊。

（五）复查指导

术后半年内每3个月门诊随访1次，半年复查增强螺旋CT，了解夹层愈合情况，如有不适随时就诊。

第五节　心脏损伤

心脏损伤是暴力作为一种能量作用于机体，直接或间接转移到心脏所造成的心肌及其结构的损伤，直至心脏破裂。心脏损伤又有闭合性和穿透性损伤的区别。

一、闭合性心脏损伤

心脏闭合性损伤又称非穿透性心脏损伤或钝性心脏损伤。实际发病率远比临床统计的要高。许多外力作用都可以造成心脏损伤,包括:①暴力直接打击胸骨传递到心脏。②车轮碾压过胸廓,心脏被挤压于胸骨椎之间。③腹部或下肢突然受到暴力打击,通过血管内液压作用到心脏。④爆炸时高击的气浪冲击。

(一)心包损伤

心包损伤指暴力导致的心外膜和/或壁层破裂和出血。

(1)分类:心包是一个闭合纤维浆膜,分为脏、壁两层。心包伤分为胸膜-心包撕裂伤和膈-心包撕裂伤。

(2)临床表现:单纯心包裂伤或伴少量血心包时,大多数无症状,但如果出现烦躁不安、气急、胸痛,特别当出现循环功能不佳、低血压和休克时,则应想到急性心脏压塞的临床征象。

(3)诊断。①心电图:低电压、ST段和T波的缺血性改变。②二维超声心动图:心包腔有液平段,心排幅度减弱,心包腔内有纤维样物沉积。

(4)治疗:心包穿刺术(图4-2)、心包开窗探查术(图4-3)、开胸探查术。

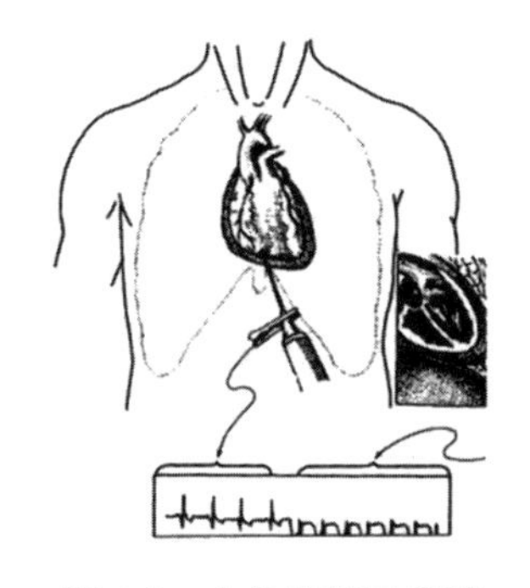

图4-2　心包穿刺示意图

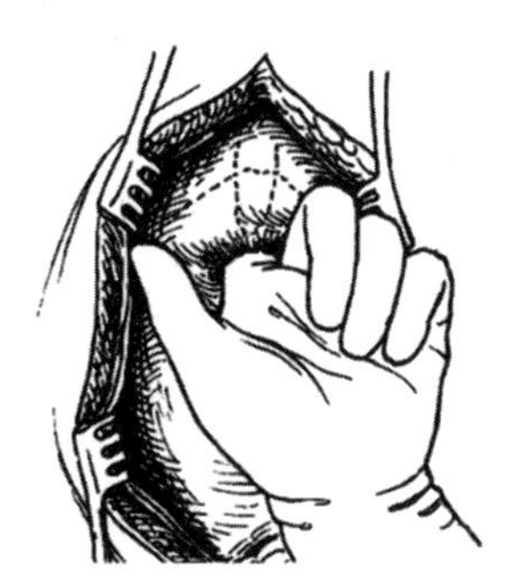

图4-3　心包探查示意图

(二)心肌损伤

所有因钝性暴力所致的心脏创伤,如果无原发性心脏破裂或心内结构(包括间隔、瓣膜、腱束或乳头肌)损伤,统称心肌损伤。

(1)原因:一般是由于心脏与胸骨直接撞击,心脏被压缩所造成的不同程度心肌损伤,最常见的原因是汽车突然减速时方向盘的撞击。

(2)临床表现:主要症状取决于创伤造成心肌损伤的程度和范围。轻度损伤可无明显症状;中度损伤出现心悸、气短或一过性胸骨后疼痛;重度可出现类似心绞痛症状。

(3)检查方法:心电图轻度无改变,异常心电图分两类。①心律失常和传导阻滞。②复极紊乱。X线片一般无明显变化。超声心动图可直接观测心脏结构和功能变化，在诊断心肌挫伤以评估损伤程度上最简便、快捷、实用。

（4）治疗：主要采用非手术治疗。①一般心肌挫伤的处理：观察 24 小时，充分休息检查心电图和CPK-MD。②有先天性红细胞生成异常性贫血者：在重症监护室监测病情变化，可进行血清酶测定进行排除。③临床上有低心排血量或低血压者：常规给予正性肌力药，必须监测中心静脉压，适当纠正血容量，避免输液过量。

（三）心脏破裂

闭合性胸部损伤导致心室或心房全层撕裂，心腔内血液进入心包腔和经心包裂口流进胸膜腔。患者可因急性心脏压塞或失血性休克而死亡。

（1）原因：一般认为外力作用于心脏后，心腔易发生变形并吸收能量，当外力超过心脏耐受程度时，即出现原发性心脏破裂。

（2）临床表现：血压下降、中心静脉压高、心动过速、颈静脉扩张、发绀、对外界无反应；伴胸部损伤，胸片显示心影增宽。

（3）诊断。①心电图：观察 ST 段和 T 段的缺血性改变或有无心梗图形。②X 线和超声心动图：可提示有无心包积血和大量血胸的存在。

（4）治疗：紧急开胸解除急性心脏压塞和修补心脏损伤是抢救心脏破裂唯一有效的治疗措施。

二、穿透性心脏损伤

该损伤以战时多见，按致伤物质不同可分为火器伤和刃器伤两大类。

（一）心脏穿透伤

（1）临床表现：主要表现为失血性休克和急性心脏压塞。前者早期有口渴、呼吸浅、脉搏细、血压下降、烦躁不安和出冷汗；后者有呼吸急促、面唇发绀、血压下降、脉搏细速、颈静脉曲张并有奇脉。

（2）诊断。①心电图：血压下降 ST 段和 T 波改变。②超声心动图：诊断价值较大。③心包穿刺：对急性心脏压塞的诊断和治疗都有价值。

（3）治疗：快速纠正血容量，并迅速进行心包穿刺或同时在急诊室紧急气管内插管进行开胸探查。

（二）冠状动脉穿透伤

冠状动脉穿透伤是心脏损伤的一种特殊类型，即任何枪弹或锐器在损伤心脏的同时也刺伤冠状动脉，主要表现为心外膜下的冠状动脉分支损伤，造成损伤远侧冠状动脉供血不足。

(1)临床表现：单纯冠脉损伤，可出现急性心脏压塞或内出血征象。冠状动脉瘘者心前区可闻及连续性心脏杂音。

(2)诊断：较小分支损伤很难诊断；较大冠脉损伤，心电图主要表现为创伤相应部位出现心肌缺血和心肌梗死图形。若心前区出现均匀连续性心脏杂音，则提示有外伤性冠状动脉瘘存在。

(3)治疗：冠脉小分支损伤可以结扎；主干或主要分支损伤可予以缝线修复；如已断裂则应紧急行冠状动脉旁路移植术。

三、护理问题

(一)疼痛

疼痛与心肌缺血有关。

(二)有休克的危险

休克与大量出血有关。

四、护理措施

(一)维持循环功能，配合手术治疗

(1)迅速建立静脉通路。

(2)在中心静脉压及肺动脉楔压监测下，快速补充血容量，积极抗休克治疗并做好紧急手术准备。

(二)维持有效的呼吸

(1)半卧位，吸氧；休克者取平卧位或中凹卧位。

(2)清除呼吸道分泌物，保持呼吸道通畅。

(三)急救处理

(1)心脏压塞的急救：一旦发生，应迅速进行心包穿刺减压术。

(2)凡确诊为心脏破裂者，应做好急症手术准备，充分备血。

(3)出现心脏停搏立即进行心肺复苏术。

(4)备好急救设备及物品。

(四)心理护理

严重心脏损伤者常出现极度窘迫感，应提供安静舒适的环境，采取积极果断的抢救措施，向患者解释治疗的过程和治疗计划，使患者情绪稳定。

第五章

泌尿外科护理

第一节 肾脏损伤

一、概述

肾脏隐藏于腹膜后，一般受损伤机会很少，但肾脏为一实质性器官，结构比较脆弱，外力强度稍大即可造成肾脏的创伤。肾损伤大多为闭合性损伤，占60%～70%，可由直接暴力，如腰、腹部受硬物撞击或车辆撞击，肾受到沉重打击或被推向肋缘而发生损伤；肋骨和腰椎骨折时，骨折片可刺伤肾，间接暴力；如从高处落下、足跟或臀部着地时发生对冲力，可引起肾或肾蒂伤。开放性损伤多见于战时和意外事故，常伴有胸腹部创伤，在临床上按其损伤的严重程度可分为肾挫伤、肾部分裂伤、肾全层裂伤、肾蒂损伤、病理性肾破裂等类型。

二、诊断

(一)症状

1.血尿

损伤后血尿是肾损伤的重要表现，多为肉眼血尿，血尿的轻重程度与肾脏损伤严重程度不一定一致。

2.疼痛

局限于上腹部及腰部，若血块阻塞输尿管，则可引起绞痛。

3.肿块

因出血和尿外渗引起腰部不规则的弥散性胀大的肿块，常伴肌强直。

4.休克

面色苍白，心率加快，血压降低，烦躁不安等。

5.高热

由于血、尿外渗后引起肾周感染所致。

(二)体征

1.一般情况

患者可有腰痛或上腹部疼痛、发热。大出血时可有血流动力学不稳定的表现，如面色苍白、四肢发凉等。

2.专科体检

上腹部及腰部压痛，腹部包块。刀伤或穿透伤累及肾脏时，伤口可流出大量鲜血。出血量与肾脏损伤程度及是否伴有其他脏器或血管损伤有关。

(三)检查

1.实验室检查

尿中含多量红细胞。血红蛋白与血细胞比容持续降低提示有活动性出血。血白细胞数增多应注意是否存在感染灶。

2.特殊检查

早期积极的影像学检查可以发现肾损伤部位、程度、有无尿外渗或肾血管损伤及对侧肾情况。根据病情轻重，除需紧急手术外，有选择地应用以下检查。

(1)B超检查：能提示肾损害的程度，包膜下和肾周血肿及尿外渗情况。B超检查为无创检查，病情重时更有实用意义，并有助于了解对侧肾情况。

(2)CT扫描：可清晰显示肾皮质裂伤、尿外渗和血肿范围，显示无活力的肾组织，并可了解与周围组织和腹腔内其他脏器的关系，为首选检查。

(3)排泄性尿路造影：使用大剂量造影剂行静脉推注造影，可发现造影剂排泄减少，肾、腰大肌影消失，脊柱侧突及造影剂外渗等，可评价肾损伤的范围和程度。

(4)动脉造影：适宜于尿路造影未能提供肾损伤的部位和程度，尤其是伤侧肾未显影，选择性肾动脉造影可显示肾动脉和肾实质损伤情况。若伤侧肾动脉完全梗阻，表示为创伤性血栓形成，宜紧急施行手术。有持久性血尿者，动脉造影可以了解有无肾动静脉瘘或创伤性肾动脉瘤，但是有创检查，已少用。

(5)逆行肾盂造影：易招致感染，不宜应用。

(四)诊断要点

一般都有创伤史，可有腰痛、血尿、腰部肿块等症状体征，出血严重时出现休克。定时查血、尿常规，根据血尿增减、血红蛋白变化评估伤情。肾脏超声，快速并且无创伤,对于评价肾脏损伤程度有意义,CT 检查可以进一步显示肾实质损伤、肾脏出血及肾蒂损伤情况。条件允许时行静脉肾盂造影检查。

(五)鉴别诊断

1.腹腔脏器损伤

主要为肝、脾损伤,有时可与肾损伤同时发生。其表现为出血、休克等危急症状,有明显的腹膜刺激症状。腹腔穿刺可抽出血性液体。尿液检查无红细胞;超声检查肾脏无异常发现;静脉尿路造影示肾盂、肾盏形态正常,无造影剂外溢情况。

2.肾梗死

表现为突发性腰痛、血尿、血压升高;静脉尿路造影示肾显影迟缓或不显影。逆行肾盂造影可发现肾被膜下血肿征象。肾梗死患者往往有心血管疾病或肾动脉硬化病史,血清乳酸脱氢酶及碱性磷酸酶升高。

3.自发性肾破裂

突然出现腰痛及血尿病状。体检示腰腹部有明显压痛及肌紧张,可触及边缘不清的囊性肿块。静脉尿路造影示肾盂、肾盏变形和造影剂外溢。B 超检查示肾集合系统紊乱,肾周围有液性暗区。一般无明显的创伤史,既往多有肾肿瘤、肾结核、肾积水等病史。

三、治疗

肾损伤的处理与损伤程度直接相关。轻微肾挫伤经短期休息可以康复,多数肾挫裂伤可用保守治疗,仅少数需手术治疗。

(一)紧急治疗

有大出血、休克的患者需迅速给以抢救措施,观察生命体征,进行输血、复苏,同时明确有无并发其他器官损伤,做好手术探查的准备。

(二)保守治疗

(1)绝对卧床休息 2～4 周,病情稳定,血尿消失后才可以允许患者离床活动。通常损伤后4～6 周肾挫裂伤才趋于愈合,过早过多离床活动,有可能再度出血。恢复后 2～3 个月不宜参加体力劳动或竞技运动。

(2)密切观察,定时测量血压、脉搏、呼吸、体温,注意腰、腹部肿块范围有无增大。观察每次排出的尿液颜色深浅的变化。定期检测血红蛋白和血细胞比容。

(3)及时补充血容量和热量,维持水、电解质平衡,保持足够尿量,必要时输血。

(4)应用广谱抗生素以预防感染。

(5)使用止痛剂、镇静剂和止血药物。

(三)手术治疗

1.开放性肾损伤

几乎所有这类损伤的患者都要施行手术探查,特别是枪伤或从前面腹壁进入的锐器伤,需经腹部切口进行手术,清创、缝合及引流并探查腹部脏器有无损伤。

2.闭合性肾损伤

一旦确定为严重肾裂伤、肾碎裂及肾蒂损伤需尽早经腹入路施行手术。若肾损伤患者在保守治疗期间发生以下情况,需施行手术治疗:①经积极抗休克后生命体征仍未见改善,提示有内出血。②血尿逐渐加重,血红蛋白和血细胞比容继续降低。③腰、腹部肿块明显增大。④有腹腔脏器损伤可能。

手术方法:经腹部切口施行手术,先探查并处理腹腔损伤脏器,再切开后腹膜,显露肾静脉、肾动脉,并阻断之,而后切开肾周围筋膜和肾脂肪囊,探查患肾。先阻断肾蒂血管,并切开肾周围筋膜,快速清除血肿,依具体情况决定做肾修补、部分肾切除术或肾切除。必须注意,在未控制肾动脉之前切开肾周围筋膜,往往难以控制出血,而被迫施行肾切除;只有在肾严重碎裂或肾血管撕裂,无法修复,而对侧肾良好时,才施行肾切除。肾实质破损不大时,可在清创与止血后,用脂肪或网膜组织填入肾包膜缝合处,完成一期缝合,既消除了无效腔,又减少了血肿引起继发性感染的机会。肾动脉损伤性血栓形成一旦被确诊即应手术取栓,并可行血管置换术,以挽救肾功能。

(四)并发症及其处理

常由血或尿外渗及继发性感染等引起。腹膜后囊肿或肾周脓肿可切开引流。输尿管狭窄、肾积水需施行成形术或肾切除术。恶性高血压要做血管修复或肾切除术。动静脉瘘和假性肾动脉瘤应予以修补,如在肾实质内则可行部分肾切除术。持久性血尿可施行选择性肾动脉造影及栓塞术。

四、病情观察

(1)观察生命体征,如体温、血压、脉搏、呼吸,神智反应。

(2)专科变化:腹部或腰腹部有无肿块及大小变化,血尿程度。

(3)重要生命脏器:心、肺、肝、脾等脏器及骨骼系统有无合并伤。

五、注意事项

(一)医患沟通

(1)如拟保守治疗,应告知患者及其家属仍有做手术的可能性及肾损伤后的远期并发症。

(2)做开放手术,应告知患者及其家属可能切肾的方案,如做保肾手术,则有继续出血、尿外渗的可能。

(3)手术探查决定做肾切除时,应再一次告知家属,并告知术后肾功能失代偿或需做肾代替治疗的可能。如合并腹腔或其他部位脏器损伤,手术时要一期处理,也应告知家属并签字。

(4)交代病情时要立足于当前患者病情,对于病情变化不做肯定与否定的预测。

(二)经验指导

(1)对于肾损伤的患者应留院观察或住院 1 天,必须每半小时至 1 小时监测 1 次血压、心率、呼吸,记录每小时尿量,并做好血型分析及备血。

(2)对于肾损伤病情明确者,生命体征不稳时,可重复做腹腔穿刺及 CT、B 超影像学检查。

(3)术后要观察腹部情况,伤口有无渗血,敷料有无潮湿,为防止切口裂开,可使用腹带保护。

(4)肾切除患者要计算每天出入量,了解肾功能变化。

(5)确保引流管无扭曲,密切观察引流量、颜色的变化。

(6)腹部创伤合并。肾损伤的比例不是很高,临床工作中易忽视。血尿是肾创伤的重要表现,但与病情严重程度不成比例;输尿管有血块堵塞、肾蒂损伤或低血压休克时可无血尿出现。

六、护理

(一)护理评估

1.健康史

详细了解受伤的原因、部位、受伤的经过,以往的健康状况等。

2.身体状况

(1)血尿:是肾损伤的主要症状。当肾挫伤时血尿轻微,肾部分裂伤或肾全层裂伤时，可出现大量肉眼血尿。当血块堵塞输尿管、肾盂或输尿管断裂、肾蒂血管断裂时，血尿可不明显，甚至无血尿。

(2)疼痛：肾包膜张力增加、肾周围软组织损伤，可引起患侧腰、腹部疼痛；血液、尿液渗入腹腔或伴有腹部器官损伤时，可出现全腹痛和腹膜刺激征；血块通过输尿管时，可发生肾绞痛。

(3)腰、腹部包块：血液、尿液渗入肾周围组织，可使局部肿胀形成包块，可有触痛。

(4)休克：严重的肾损伤，尤其是合并其他器官损伤时，易引起休克。

(5)发热：肾损伤后，由于创伤性炎症反应，伤区血液、渗出液及其他组织的分解产物吸收引起发热，多为低热；由于血肿、尿外渗继发感染引起的发热多为高热。

3.心理状况

突发的暴力致伤，或因损伤出现大量肉眼血尿、疼痛、腰腹部包块等表现时，患者常有恐惧、焦虑等心理状态的改变。

4.辅助检查

(1)尿常规检查：了解尿中有无大量红细胞。

(2)B超检查：能提示肾损害的程度，包膜下和肾周血肿及尿外渗情况。

(3)X线检查：肾区阴影增大，提示有肾周围血肿的可能。

(4)CT检查：可清晰显示肾皮质裂伤、尿外渗和血肿范围。

(5)排泄性尿路造影：可评价肾损伤的范围和程度。

(6)肾动脉造影：可显示肾动脉和肾实质损伤的情况。

(二)护理诊断及相关合作性问题

1.不舒适

与疼痛等有关。

2.恐惧/焦虑

与损伤后出现血尿等有关。

3.有感染的危险

与损伤后免疫力降低有关。

4.体温过高

与损伤后的组织产物吸收和血肿、尿外渗继发感染等有关。

(三)护理目标

(1)疼痛不适感减轻或消失。

(2)情绪稳定，能安静休息。

(3)患者发生感染和休克的危险性降低，未发生感染和休克。

(4)体温正常。

(四)护理措施

1.非手术治疗及术前患者的护理

(1)嘱患者绝对卧床休息2～4周，待伤情稳定、血尿消失1周后方可离床活动，以防再出血。

(2)迅速建立静脉输液通路，及时输血、输液，维持水、电解质及酸碱平衡，防治休克。

(3)急救护理：有大出血、休克的患者需配合医师迅速进行抢救及护理。

(4)心理护理：对恐惧不安的患者，给予心理疏导、安慰、体贴和关怀。

(5)伤情观察：患者的生命体征；血尿的变化；腰、腹部包块大小的变化；腹膜刺激征的变化。

(6)配合医师做好影像学检查前的准备工作。

(7)做好必要的术前常规准备，以便随时中转手术。

2.术后患者的护理

(1)卧床休息：肾切除术后需卧床休息2～3天，肾修补术、肾部分切除术或肾周引流术后需卧床休息2～4周。

(2)饮食：禁食24小时，适当补液，肠功能恢复后进流质的食物，并逐渐过渡到普通的食物，但要注意少食易胀气的食物，以减轻腹胀。鼓励患者适当多饮水。

(3)伤口护理：保持伤口清洁干燥，注意无菌操作，注意观察有无渗血、渗尿，应用抗菌药物，预防感染。

3.健康指导

(1)向患者介绍康复的基本知识，卧床的意义及观察血尿、腰腹部包块的意义。

(2)告诉患者恢复后3个月内不宜参加重体力劳动或竞技运动；肾切除术后患者，应注意保护对侧肾，尽量不要应用对肾有损害的药物。

(3)定期到医院复诊。

第二节　肾　结　核

肾结核在泌尿生殖系统结核中占重要地位，泌尿生殖系统中其他器官的结核，大多继发于肾结核，因此，既要把泌尿生殖系统结核作为全身结核病的一部分，也要把泌尿生殖系统某一器官的结核作为整个系统结核病的一部分。肾结核是由结核杆菌引起的慢性、进行性、破坏性病变，结核杆菌经血行或淋巴途径进入肾脏后，常引起双侧肾皮质的病变。据临床统计，肾结核约 90% 为单侧性病变，10% 为双侧性病变；发病年龄多在 20～40 岁，男性较女性多见，约为 2∶1。手术治疗以切除患侧肾为主。肾结核的主要临床表现如下。①进行性膀胱刺激症状：主要表现为尿频、尿痛、尿急进行性加重，早期尿频是由于结核杆菌和脓尿刺激膀胱黏膜或黏膜溃疡所致，晚期尿频由膀胱容量减少引起。②血尿：镜下血尿或肉眼血尿，有 3% 的患者，血尿为唯一首发症状。③脓尿：尿中可出现大量脓细胞，同时尿液中可混有干酪样物质，使尿液浑浊不清，严重者呈米汤样脓尿。④腰痛：肾结核一般无明显疼痛，但晚期患者出现结核性脓肾，由于肾体积增大，可出现腰痛，若血块和脓块堵塞输尿管则引起绞痛。⑤全身症状；如贫血、消瘦、低热、盗汗、食欲减退等，晚期患者可有双侧肾积水，出现尿毒症。

一、护理措施

（一）术前护理

（1）术前应用抗结核药物，配合手术治疗。遵循早期、联合、足量和规律用药的原则。向患者及其家属讲清坚持服药的重要性，取得合作，使病情得以控制，防止进一步加重。一般术前需服用抗结核药物 6～7 个月后方可进行手术。

（2）加强营养：鼓励患者进食高蛋白质、高维生素的食物。

（3）保持个人卫生，预防感冒，鼓励患者多饮水。

（4）了解患侧及健侧肾脏的功能，做好各项检查，以决定手术是否可行。

（5）心理护理：详细评估患者对疾病的心理承受能力及对接受治疗的心理准备，通过护理与患者建立良好的护患关系，鼓励患者要正确对待自己所患疾病，接受现实。向患者讲解有关疾病的知识，以解除顾虑和恐惧，增强信心。家庭成员应倍加爱护、关心患者，患者可经常锻炼、散步，进行听音乐等多种休闲怡情活动，以减轻及消除悲观的不快情绪，使自身保持良好的精神状态，以促进康复。

(二)术后护理

1.体位

术后血压平稳后给予半卧位,有利于伤口引流,减轻伤口张力,促进愈合。

2.继续应用抗结核药物

术后即静脉滴注异烟肼 300 mg,防止结核感染扩散。术后第 2 天改为口服抗结核药,协助患者按时按量服用。

3.给予静脉营养

静脉滴注清蛋白、脂肪乳或输血治疗,增加热量和蛋白含量,有利于组织修复,提高抗感染能力。

4.预防感染

由于手术应激,术后患者可出现高热,持续数天。定时每天测体温 4 次,当体温>39 ℃时改为每天测体温 6 次,同时遵医嘱给予降温处理,把体温控制在 39 ℃以下;注意补足液体量,保持出入量平衡,保持水、电解质和平衡;随时倾听患者主诉。应用抗生素,预防全身感染;协助患者早期床上活动,定时翻身拍背,鼓励咳痰,预防肺部感染;保持导尿管通畅,外阴清洁,鼓励大量饮水,预防泌尿系统感染。

5.生活护理

护士定时巡视病房,及时满足患者的基本生活需要。增加营养,多给予色、香、味俱佳的饮食,以提高食欲,增强机体抵抗力。

(三)健康指导

(1)坚持药物治疗:出院后在医师的指导下继续服用抗结核药物,至少继续服用 3~6 个月;肾部分切除术后则需抗结核治疗 1 年;对于确诊为肾结核的患者,无论其病变程度如何,无论是否需行外科手术,抗结核药必须按一定方案服用。在治疗时必须坚持早期、联合、足量和规律用药原则,才能收到最好的治疗效果。

(2)女患者在术后 2 年内应避免妊娠。凡对肾脏有毒性作用的药物,要禁用或慎用。因抗结核药物对肝脏有一定的毒性,故同时服用保肝药,减轻肝损伤的程度。术后 3 个月复查,检测生化指标,指导用药。

(3)加强锻炼身体,增强体质,提高身体抵抗力。

二、主要护理问题

(一)潜在的并发症

与机体抵抗力降低有关。

(二)恐惧

与不了解病情有关。

(三)知识缺乏

与缺乏相关知识有关。

第三节　肾　结　石

肾结石是指发生于肾盏、肾盂及肾盂与输尿管连接部的结石。肾结石在尿路结石中占有重要地位。肾结石通常无症状,当结石在尿路中移动时才引起症状,造成血尿或者不同程度的尿路梗阻;可伴有疼痛、尿路感染、全身性败血症、恶心和呕吐。患者有突发的严重腰部绞痛或腹痛。疼痛可放射至腹股沟、睾丸或阴茎头,这取决于梗阻部位。

一、护理措施

(一)术前护理

(1)心理护理:详细评估患者对疾病的心理感受,以及接受手术治疗的心理准备。与患者建立良好的护患关系,进行有效的沟通,以解除患者的顾虑和恐惧,增强患者的信心。

(2)注意休息,适当活动:避免活动量大,结石位置变换,发生嵌顿,加重痛苦,消耗体力。如出现肾绞痛,可对症解痉止痛。

(3)肾结石合并重度肾积水时卧床休息。

(4)适当应用抗生素,嘱患者大量饮水,预防泌尿系统感染。

(二)术后护理

1.尿液的观察

术后留置肾盂造瘘管、导尿管,给予妥善固定,尤其翻身活动时避免牵拉,以防脱出。密切观察患者尿液的颜色、量，当肾造瘘管引出鲜红色血液时，应及时通知医师，给予止血药物并夹闭肾盂造瘘。适当卧床休息，待肾造瘘管引流液颜色变浅后可下床活动。

2.预防尿瘘

保持肾造瘘管及导尿管通畅，减轻肾体的张力，促进切口愈合；同时给予静脉营养，能进食者，鼓励进食高蛋白、易消化的食物，促进组织修复。

3.应用抗生素

残余结石是造成泌尿系统感染的主要原因。取石术后需足量尽早应用抗生素，预防感染；同时应注意要补足液体量，增加尿量，达到冲洗的作用。

二、主要护理问题

(一)感染

与可能存留的残余结石有关。

(二)生活自理能力部分缺陷

与肾部分切除后卧床及静脉补液有关。

第四节 肾积水

肾积水的病因分先天性和后天性两种。先天性肾积水最常见的原因是肾盂输尿管连接部梗阻、输尿管膀胱连接部梗阻及原发性膀胱输尿管反流。后天性肾积水可继发于结石、外伤、炎性尿路狭窄或肿瘤等。肾积水主要表现为肾区胀痛。轻度肾积水可采用内科保守治疗，中、重度肾积水采取外科手术治疗。良性原因所致肾积水、可保留肾脏者常行肾盂输尿管成形术、输尿管膀胱再植术；无法保留肾脏者行病变肾全切除术。

一、护理措施

(一)术前护理

(1)了解患者肾积水程度，加以保护，注意休息，活动适度，避免肾区受碰撞，导致肾损伤，如破裂出血。

(2)预防泌尿系统感染，适量饮水，保持外阴部清洁，勤换内衣。必要时可口

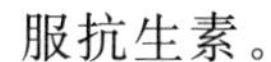

服抗生素。

(二)术后护理

(1)引流管及导尿管的护理：妥善固定导尿管、引流管，以确保通畅；观察引流液的性质、颜色、量，发现问题及时通知医师给予处理；记录每天引流量及尿量；定期监测血生化、肾功能。若肾造瘘口引流管不畅，可在无菌操作下用0.9% NaCl进行低压冲洗，每次不多于5 mL，冲洗时要缓慢，以免压力过高，增加吻合口张力，导致漏尿。

(2)加强营养，提高机体抵抗力，促进吻合口愈合，同时应用抗生素抗感染。

(三)健康指导

肾盂输尿管成形术需留置输尿管支架管，术后4～6周拔除，拔管在门诊膀胱镜下进行。通常拔除输尿管支架管3天后，可缓慢夹闭肾造瘘管，直至全部夹闭。此间如有肾区胀痛、发热及吻合口引出尿液，需立即就诊，打开肾造瘘管，减轻上述症状；如无上述症状，经肾造瘘造影检查，证实吻合口通畅无狭窄，方可拔除肾造瘘引流管，同时嘱患者健侧卧位，防止漏尿，此吻合口1周左右愈合。院外携带管期间需防止感染。术后6个月行静脉尿路造影检查，观察肾积水程度是否减轻及肾功能恢复情况。

二、主要护理问题

(一)疼痛

与手术有关。

(二)吻合口瘘

与引流管不畅有关。

(三)焦虑

与带造瘘管出院行动不便及担心感染有关。

(四)知识缺乏

与不了解留置引流管的注意事项有关。

第五节 肾 囊 肿

肾囊肿属于良性肿瘤，在肾囊性疾病中，单纯性肾囊肿最为常见，一般为单侧单发，双侧发生少见。任何年龄均可发生，但 2/3 以上见于 60 岁以上者，被认为是老年病。临床表现为腰腹不适或疼痛、血尿、腹部肿块和高血压。如肾囊肿＜4 cm，无肾盂、肾盏明显受压，无感染、恶变、高血压或症状不明显者，只需密切随访观察，定期 B 超复查。手术方式主要为腹腔镜囊肿去顶术。

一、护理措施

(一)术前护理

(1)心理护理：术前评估患者的身心状态及患者对手术的心理接受能力，通过护理与患者建立良好的护患关系，鼓励患者树立战胜疾病的信心。

(2)加强营养，保持大便通畅。

(二)术后护理

1.体位

术后平卧位，血压平稳后给予半卧位。开腹手术需准备腹带。

2.出血的观察

密切注意有无术后出血及休克表现。观察患者生命体征及意识情况，观察腹部情况及伤口敷料有无渗血渗液，保持引流管通畅，记录引流液的色、量和性质；一般 24 小时内引流液＜200 mL，以后逐渐减少，颜色逐渐变淡，24～72 小时拔除引流管。如发现引流量多同时血压下降，脉快而弱，应警惕邻近脏器（如肝、脾、肠管及胰腺尾）的误伤及内出血的可能，及时通知医师进行处理。

3.抗生素的应用

选择对肾脏无害或毒性较轻的抗生素，保护肾功能。

4.预防术后并发症

卧床期间鼓励并协助患者定时翻身，给予拍背，嘱患者将痰液及时咳出，防止发生肺部感染，嘱患者多活动双下肢，防止下肢静脉血栓的形成，第二天可下床活动，以有利于尽早排气及伤口的愈合。

5.饮食护理

术后患者禁食、水 6～8 小时，排气后可进流质，逐渐进食。

6.疼痛

可遵医嘱给予止痛镇静剂。

(三)健康指导

定期门诊复查,每3个月复查B超、CT。

二、主要护理问题

(一)知识缺乏

与缺乏疾病相关知识有关。

(二)恐惧

与不了解病情有关。

(三)疼痛

与手术有关。

(四)并发症

出血,与手术有关。

第六节　肾　　癌

肾癌又称肾细胞癌、肾腺癌,是最常见的肾脏恶性肿瘤,未有确切的病因。典型的临床表现是腰部肿块、疼痛和突发性无痛性全程肉眼血尿。现无症状肾癌的发病率逐年升高,10%～40%的患者出现副瘤综合征,表现为高血压、贫血、体重减轻、恶病质、发热、红细胞增多症、肝功能异常、高钙血症、高血糖、血沉加快、凝血机制异常等改变;30%为转移性癌,有骨痛、骨折、咳嗽、咯血等症状。治疗方法有单纯性肾癌切除术和根治性肾癌切除术。

一、护理措施

(一)术前护理

1.控制血压

每天测量血压2次,控制在正常范围。协助医师了解患侧和健侧肾脏功能及手术方式。

2.心理护理

向患者及其家属讲解切除一侧肾脏，只要健侧肾脏功能正常，对自身各方面无影响。可让术后恢复良好的肾切除患者与之交谈，解除思想顾虑，取得合作。

(二)术后护理

1.体位

术后平卧位，应用腹带减少疼痛，促进伤口愈合。术后第一天可下床活动。肾部分切除后，有继续出血的可能，卧床时间需延长4～5天。

2.观察出血及排尿

密切观察生命体征，注意伤口敷料及引流液性状及有无出血，及时发现，及时处理。肾部分切除术后，也有继发性出血的可能，应严加注意。

3.导尿管的护理

术后常规保留导尿管，注意观察尿量和血尿的情况，如术后尿量过少或排出大量血尿，需及时通知医师进行处理。

4.肾功能的观察

由于手术对肾脏的影响，可暂时增加健侧肾脏的负担。术后需准确记录出入量，并根据血、尿生化检查相应调整水和电解质的摄入量，防止水、电解质和紊乱，减轻健侧肾脏负担。

5.预防并发症

卧床期间鼓励患者进行床上活动，可向健侧翻身，鼓励患者咳嗽，及时将痰液排出，必要时每天2～3次行雾化治疗，防止发生肺部感染，促进肠蠕动，减轻腹胀。

6.饮食护理

术后禁食6～8小时，如肠蠕动恢复良好，已排气，可逐步进食，忌食或少食易胀气的食物。

7.疼痛护理

可应用止痛泵，观察麻醉药品的不良反应及止痛效果，防止脱落。

(三)健康指导

(1)术后1个月复查，3个月复查B超、CT。

(2)出院后如使用免疫治疗，提前告知患者及其家属应用干扰素等免疫制剂后，可出现高热，为药物的不良反应，属正常现象，对症处理即可。

(3)如有异常，及时就诊。

二、主要护理问题

(一)疼痛

与手术有关。

(二)活动无耐力

与卧床、血尿、手术有关。

(三)潜在并发症

出血,与手术切除部分肾脏有关。

第七节 输尿管损伤

输尿管为细长柔软的管状器官,位于腹膜后间隙内,受到脊柱、腰部肌肉及腹腔脏器的保护,且活动度较大,故在一般外伤中很少受累及。输尿管损伤也偶见于外伤性损伤,如车祸、贯穿性腹部损伤等。放射治疗可造成输尿管放射性损伤。

一、护理措施

(1)心理护理:手术损伤输尿管的发生率较高,因此心理护理显得尤为重要。要做到详细评估患者的心理状况及接受治疗的心理准备,与患者建立良好的护患关系,掌握患者的心理动态,根据患者的心理变化给予相应的健康指导,减少医疗纠纷的发生,减轻患者的焦虑程度。

(2)严密观察生命体征的变化:观察尿外渗的腹部体征、腹痛的程度,通过体温的变化间接了解感染的情况。

(3)输尿管断端吻合术后留置双输尿管支架管,在此期间嘱患者多饮水,保证引流尿液通畅,防止感染,促进输尿管损伤的愈合。

(4)预防感染:术后留置导管,注意各引流管的护理,更换引流管时,应无菌操作,防止感染,每天护理两次尿道口。

(5)严密观察尿量:间接的了解有无肾衰竭的发生。

(6)健康指导:输尿管损伤严重的易引起输尿管狭窄,因此告之患者双输尿管支架管需要定期更换直至狭窄改善为止。定期复查了解损伤愈合的情况及双输尿管支架管的位置。出现尿路刺激征、发热、腹痛、无尿等症状，及时就诊。

二、主要护理问题

（一）疼痛

与输尿管损伤有关。

（二）有感染的危险

与输尿管损伤有关。

（三）焦虑

与不了解输尿管损伤的程度及预后有关。

第八节　输尿管结石

输尿管结石是常见的泌尿系统疾病，输尿管结石90%以上是在肾内形成而降入输尿管，原发于输尿管的结石，除非有输尿管梗阻病变，是很少见的。输尿管结石的病因与肾结石相同，但结石进入输尿管后逐渐变成枣核形。疼痛和血尿是输尿管结石的主要症状，其他症状包括恶心、呕吐、尿频、发热、寒战、排石史等。外科手术治疗主要实施输尿管切开取石术。

一、护理措施

（一）术前护理

1.心理护理

详细评估患者对疾病的心理感受，以及接受手术治疗的心理准备。与患者建立良好的护患关系，进行有效的沟通，以解除患者顾虑和恐惧，增强患者的信心。

2.疼痛的护理

通常疼痛在前，血尿在后。疼痛发作时注意保护患者，防止意外发生，可给予解痉镇痛剂，并观察用药后的效果。

3.嘱患者多饮水

观察尿液颜色，如出现浑浊，伴有尿频、尿急或尿痛等症状，通知医师，口服抗生素，预防感染。

4.术日晨的准备

术日晨协助患者去放射科重拍腹部平片，确定结石位置，拍片后患者即平卧于平车上，嘱患者尽量不动，防止结石变换位置。术前留置导尿管，注意无菌操作。

(二)术后护理

1.引流管的护理

术后常留置输尿管吻合口引流管、导尿管及输尿管支架管各一根，应妥善固定，防止扭曲、脱落、并密切观察各管引流液的颜色、量。当引流液颜色鲜红，量＞100 mL/h 时，立即通知医师给予处理。

2.尿瘘的观察

当输尿管吻合口张力增大，缝合处愈合不良或缝合欠佳，可导致尿瘘的发生。一旦发现吻合口引流量突然增加，色呈浅红或浅黄，提示有尿瘘发生的可能。应保持引流管的通畅，输尿管支架管放置时间相对延长，静脉补充蛋白质，促进组织修复及瘘口愈合。若瘘口长期不愈合，可能需再次手术。

3.预防感染

尿液引流不畅或留有残余结石是导致泌尿系统感染的主要原因，应监测体温及血常规，并静脉输入抗生素防治感染。

(三)健康指导

(1)术后 3 个月门诊复查，了解输尿管有无狭窄和肾功能恢复情况。常规拔除输尿管支架管。

(2)由于出院期间带有输尿管支架管，嘱患者活动时勿剧烈，尤其是腰部，防止发生腰痛等症状。

(3)根据患者的结石情况给予相应的饮食指导。

二、主要护理问题

(一)疼痛

由结石嵌顿引起。

(二)部分生活自理能力缺陷

与术后卧床有关。

(三)潜在并发症

尿瘘,与手术有关。

第九节 输尿管肿瘤

输尿管肿瘤少见,约占泌尿系统肿瘤的3%。随着诊疗技术的提高,人类寿命的延长,输尿管肿瘤的发病率有所增高,多见于49岁以上男性,其中下1/3段输尿管占75%,双侧很少见,同时或先后出现尿路其他部位癌者可达1/2。输尿管肿瘤分为原发性和继发性两类。临床表现为80%患者出现的症状为血尿,40%患者伴有疼痛和梗阻,很少有可触及的肿块。静脉尿路造影可显示充盈缺损,并能被逆行肾盂造影确定。

一、护理措施

(一)术前护理

(1)心理护理:详细评估患者对疾病的心理承受能力及接受治疗的心理准备,通过护理过程与患者建立良好的护患关系,鼓励患者学会倾诉心里的悲伤,以减轻其心理压力,接受现实,并向患者及其家属讲解切除一侧肾脏,只要健侧肾脏功能正常,对自身各个方面没有影响,可让术后恢复良好的此类患者与之交流,解除思想顾虑,取得合作。

(2)严密观察患者血尿的程度,血常规的指标,每天定时监测生命体征,发现问题及时通知医师。

(3)营养支持:进食高蛋白、高热量食物。

(二)术后护理

1.出血的观察

密切注意有无术后内出血及休克表现;应密切观察患者血压;脉搏及意识的变化,每0.5～1小时测量血压、脉搏1次;保持引流管通畅,观察引流液色、量是否正常,当引流液颜色鲜红、量>100 mL/h时,脉搏加快,脉压缩小,提示有腹腔内出血,立即通知医师;同时注意观察伤口敷料有无渗血。

2.体位

术后平卧位,血压平稳后给予半卧位。

3.肾功能的观察

由于手术对肾脏的直接影响,可暂时增加健侧肾脏的负担,术后准确记录出入量,并根据血、尿生化检查相应调整水和电解质的摄入量,防止水和电解质紊乱,减轻健侧肾脏负担。

4.预防术后并发症

卧床期间鼓励并协助患者定时(每 2 小时)向健侧翻身,给予拍背,嘱患者将痰液及时咳出,防止发生肺部感染,并且有利于肠蠕动的早日恢复,减轻腹胀。

5.预防感染

合理应用抗生素,选用对肾脏无损害或毒性较轻的抗生素,保护肾功能。术后置导尿管易发生感染,保持会阴部的清洁干燥,每天尿道口护理两次,监测体温变化,及时发现感染的征兆。

6.生活护理

卧床期间给予患者必要的生活帮助,做好晨晚间护理。根据患者的个体情况,出院后可用放射治疗、全身化学治疗提高生存率。术后 3 个月复查 B 超、CT、膀胱镜。

二、主要护理问题

(一)焦虑

与担心疾病的预后有关。

(二)知识缺乏

与缺乏特定知识来源有关。

(三)有外伤的危险

与长期血尿继发贫血有关。

(四)疼痛

与手术伤口有关。

(五)有感染的危险

与留置引流管及手术创伤有关。

(六)部分生活自理缺陷

与术后卧床、输液、留置导尿管、引流管有关。

(七)潜在的并发症

出血,与手术有关。

第十节 膀胱损伤

一、概述

膀胱深藏在骨盆内，排空后肌肉层厚，一般不易受伤。膀胱充盈时伸展至下腹部高出耻骨联合，若下腹部遭到暴力打击，易发生膀胱损伤。骨盆骨折的骨折断端可以刺破膀胱；难产时，胎头长时间压迫可造成膀胱壁缺血性坏死。一般分为闭合性损伤、开放性损伤和医源性损伤。

二、病因及临床表现

（一）闭合性损伤

膀胱空虚时位于骨盆深处受到周围组织保护，不易受外界暴力损伤。当膀胱膨胀时，因膀胱扩张且高出耻骨联合，下腹部受到暴力时，如踢伤、击伤和跌伤等可造成膀胱损伤，骨盆骨折的骨折断端可以刺破膀胱；难产时，胎头长时间压迫可造成膀胱壁缺血性坏死。

（二）开放性损伤

其多见于火器伤，常合并骨盆内其他组织器官的损伤。

（三）手术损伤

膀胱镜检查、尿道扩张等器械检查可造成膀胱损伤。盆腔和下腹部手术，如疝修补、妇科恶性肿瘤切除等易致膀胱损伤。

（四）挫伤

挫伤是指膀胱壁保持完整，仅黏膜或部分肌层损伤，膀胱腔内有少量出血，无尿外渗，不引起严重后果。

（五）破裂

膀胱破裂可分两种类型。

1.腹膜外破裂

破裂多发生在膀胱前壁的下方，尿液渗至耻骨后间隙，沿筋膜浸润腹壁或蔓延到腹后壁，如不及时引流，可发生组织坏死、感染，引起严重的蜂窝织炎。

2.腹膜内破裂

多发生于膀胱顶部。大量尿液进入腹腔可引起尿性腹膜炎。大量尿液积存于腹腔有时要与腹水鉴别。

(六)尿瘘

膀胱与附近脏器相通可形成膀胱阴道瘘或膀胱直肠瘘等。发生瘘后,泌尿系统容易继发感染。

(七)出血与休克

骨盆骨折合并大出血,膀胱破裂致尿外渗及腹膜炎,伤势严重,常有休克。

(八)排尿困难和血尿

膀胱破裂后,尿液流入腹腔或膀胱周围,有尿意,但不能排尿或仅排出少量血尿。

三、护理评估

评估患者受伤的时间、地点、暴力性质、部位,临床表现,合并伤,尿外渗,感染,特殊检查结果。

(一)临床表现

膀胱挫伤因范围仅限于黏膜或肌层,故患者仅有下腹不适,小量终末血尿等。一般在短期内症状可逐渐消失。膀胱破裂则有严重表现,临床症状依裂口大小、位置及其他器官有无损伤而不同。腹膜内破裂会引起弥漫性腹膜刺激症状,如腹部膨胀、压痛、肌紧张、肠蠕动音降低和移动性浊音等。膀胱与附近器官相通形成尿瘘时,尿液可从直肠、阴道或腹部伤口流出,往往同时合并泌尿系统感染。

1.腹痛

尿外渗及血肿引起下腹部剧痛,尿液流入腹腔则引起急性腹膜炎症状。伴有骨盆骨折时,耻骨处有明显压痛。尿外渗和感染引起盆腔蜂窝织炎时,患者可有全身中毒表现。

2.尿瘘

贯穿性损伤可有体表伤口、直肠或阴道漏尿。闭合性损伤在尿外渗感染后破溃,也可形成尿瘘。膀胱与附近脏器相通可形成膀胱阴道瘘或膀胱直肠瘘等。发生瘘后,泌尿系统容易继发感染。

(二)辅助检查

根据外伤史及临床体征诊断并不困难。凡是下腹部受伤或骨盆骨折后,下腹出现疼痛、压痛、肌紧张等征象,除考虑腹腔内脏器损伤外,也要考虑到膀胱损伤的可能性。当出现尿外渗、尿性腹膜炎或尿瘘时，诊断更加明确。怀疑膀胱损伤时，应做进一步检查。

1.导尿术

如无尿道损伤，导尿管可顺利放入膀胱，若患者不能排尿液，而导出尿液为血尿，应进一步了解是否有膀胱破裂。可保留导尿管进行注水试验，抽出量比注入量明显减少，表示有膀胱破裂。

2.膀胱造影

经导尿管注入碘化钠或空气，摄取前后位及斜位X线片，可以确定膀胱有无破裂，破裂部位及外渗情况。

3.膀胱镜检查

对于膀胱瘘的诊断很有帮助，但当膀胱内有活跃出血或当膀胱不能容纳液体时，不能采用此项检查。

4.排泄性尿路造影

如疑有上尿道损伤，可考虑采用，以了解肾脏及输尿管情况。

(三)护理问题

1.疼痛

与损伤后血肿和尿外渗及手术切口有关。

2.潜在并发症

出血，与损伤后出血有关。

3.有感染的危险

与损伤后血肿、尿外渗及免疫力低有关。

4.恐惧、焦虑

与外伤打击、担心预后不良有关。

(四)护理目标

(1)患者主诉疼痛减轻或能耐受。

(2)严密观察患者出血情况，如有异常出血及时通知医师。

(3)在患者住院期间不发生因护理不当造成的感染。

(4)患者主诉恐惧、焦虑心理减轻。

四、护理措施

(一)生活护理

(1)满足患者的基本生活需要，做到“七洁”。

(2)做好引流管护理:①妥善固定、保持通畅。②准确记录引流液量、性质。③保持尿道口清洁,定期更换尿袋。

(3)多饮水,多食易消化的食物,保持排便通畅。

(二)心理护理

(1)损伤后患者恐惧、焦虑,担心预后情况。护士主动向患者介绍康复知识,介绍相似患者,鼓励患者树立信心,配合治疗,减少焦虑。

(2)从生活上关心、照顾患者,满足基本生活护理,使其感到舒适。

(3)加强病房管理,创造整洁安静的休养环境。

(三)治疗及护理配合

膀胱挫伤无须手术,通过支持疗法、适当休息、充分饮水、给予抗菌药物和镇静剂在短期内即可痊愈。

1.紧急处理

膀胱破裂是一种较严重的损伤,常伴有出血和尿外渗,病情严重,应尽早施行手术。护士需协助做好术前的各项相关检查和护理,积极采取抗休克治疗,如输液、输血、镇静及止痛等各项措施(见图 5-1)。

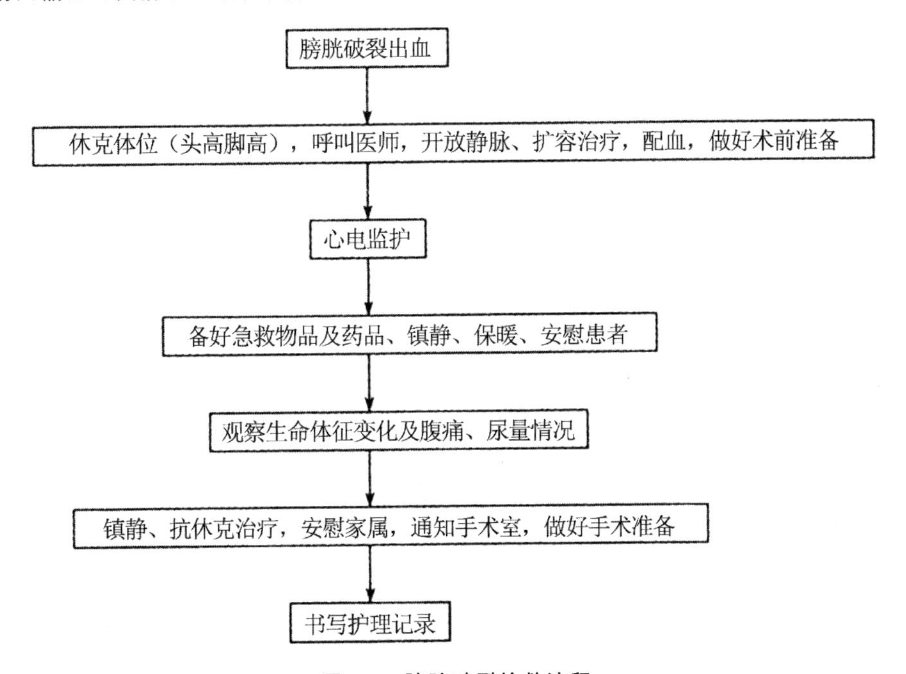

图 5-1　膀胱破裂抢救流程

2.保守治疗的护理

患者的症状较轻，膀胱造影显示少量尿外渗，可从尿道插入导尿管持续引流尿液，可以采取保守治疗，保持尿液引流通畅，预防感染。

(1)密切观察生命体征，及时发现有无持续出血，观察有无休克发生。

(2)保持尿液引流通畅，及时清除血块防止阻塞膀胱，观察并记录24小时尿的色、质、量。妥善固定导尿管。

(3)适当休息、充分饮水，保证每天尿量3 000 mL以上，以起到内冲洗的作用。

(4)注意观察体温的变化，警惕有无盆腔血肿、感染。观察腹膜刺激症状。

3.手术治疗的护理

膀胱破裂伴有出血和尿外渗，病情严重，须尽早施行手术。

(1)按外科术前准备进行备皮、备血、术前检查。

(2)开放静脉通道，观察生命体征。

(3)准确填写手术护理记录单，与手术室护士认真交接。

(4)术后监测生命体征，并详细记录。

(5)按医嘱正确输入药物，掌握液体输入的速度，保持均匀的摄入。

(6)保持各种管路通畅，并妥善固定，防止脱落。定期更换引流袋。

(7)观察伤口渗出情况，及时更换敷料，遵守无菌操作原则。

(8)保持排便通畅，避免增加腹压，有利于伤口愈合。术后采取综合疗法，使患者获得充分休息、足够营养、适当水分，纠正贫血，控制感染。

五、健康教育

(1)讲解引流管护理的要点，如防止扭曲、打折、保持引流袋位置低于伤口及导尿管，防止尿液反流。

(2)拔除导尿管前要训练膀胱功能，先夹管训练1～2天，拔管后多饮水，达到冲洗尿路预防感染的目的。

(3)卧床期间防止压疮、防止肌肉萎缩，进行功能锻炼。

第十一节　膀胱结石

膀胱结石分为原发性和继发性两种，大多数发生于男性。膀胱结石的发病率有明显的地区、种族和年龄差异。营养不良，尤其是缺乏动物蛋白的摄入，是发生膀胱结石的主要原因。其主要临床表现有尿痛、排尿障碍和血尿。疼痛为下腹部和会阴部钝痛，也可为明显或剧烈疼痛，常因活动和剧烈运动而诱发加剧。手术主要以经尿道膀胱结石碎石术为主。膀胱镜碎石术是在膀胱镜直视下，用碎石钳夹碎结石，然后反复用生理盐水冲洗膀胱，排出碎石渣；残留的小碎石也可随尿排出。有严重的膀胱、尿道疾病，如膀胱炎、膀胱挛缩、尿道狭窄或小儿膀胱结石不宜做膀胱镜碎石术。

一、护理措施

（一）术前护理

1.心理护理

了解患者的心理状况，对患者进行有效的沟通和宣教工作，减轻患者的心理压力。

2.疼痛的护理

疼痛发作时注意保护患者，防止意外发生；可给予解痉镇痛剂，并观察用药后效果。

（二）术后护理

1.预防感染

因为尿道细小使碎石钳不易插入，膀胱容量小则视野不清。其主要并发症为出血、感染和损伤，术前合并泌尿系统感染者应控制感染。遵医嘱应用抗生素。

2.术后观察出血情况

膀胱或尿道损伤后，如反复过度的冲洗膀胱，能引起血尿。血尿持续 1～3 天，轻者嘱咐患者多喝水，增加尿量，以冲洗膀胱。血尿明显甚至出现小血块时，应随时挤压导尿管，以便小血块快速排出。必要时给止血药或于膀胱冲洗液中加止血剂，如每 1 000 mL 生理盐水加酚磺乙胺 2～4 g，每次冲入 50～100 mL 液体，然后抽出液体，反复冲洗 3～4 次，每隔 2～3 小时冲洗一次。

3.持续膀胱冲洗

如患者血尿比较严重，尿液呈深红色，应行持续膀胱冲洗，速度以 60 滴/分为宜。冲洗过程中应保持冲洗液通畅，并定时挤压引流管，切勿打折受压。如有膀胱痉挛现象，遵医嘱应用解痉药物。

(三)健康指导

1.定期复查

结石易复发,嘱患者定期复查。

2.饮食指导

根据结石成分分析结果,指导患者合理饮食。如草酸钙结石者应避免食用菠菜和豆腐;尿酸结石者应少食动物的内脏,因动物内脏内含有较高的嘌呤。

二、主要护理问题

(一)有感染的危险

与手术创伤有关。

(二)潜在的并发症

出血,与手术中造成尿道损伤有关。

第六章

儿科护理

第一节　先天性肥厚性幽门狭窄

先天性肥厚性幽门狭窄(congenital hypertrophic pyloric stenosis)是由幽门环肌增生肥厚使幽门管腔狭窄引起的不全梗阻，一般出生后2～4周发病。

一、临床特点

(一)呕吐

呕吐是该病早期的主要症状，每次喂奶后数分钟即有喷射性呕吐，呈进行性加重。呕吐物常有奶凝块，不含有胆汁，少数患儿因呕吐频繁致胃黏膜渗血而使呕吐物呈咖啡色。呕吐后即有饥饿感。

(二)进行性消瘦

因呕吐、摄入量少和脱水，患儿消瘦，出现老人貌、皮肤松弛、体重下降。

(三)上腹部膨隆

偶可见上腹部膨隆，有自左向右移动的胃蠕动波，右上腹可触及橄榄样肿块，是幽门狭窄的特有体征。

(四)辅助检查

(1)X线钡餐检查：透视下可见胃扩张，胃蠕动波亢进，钡剂经过幽门排出时间延长，胃排空时间也延长，幽门前区呈鸟嘴状。

(2)B超检查：其典型声源图改变为幽门环肌增厚，＞4 mm。

(3)血气分析及电解质测定：可表现为低氯、低钾性碱中毒。晚期脱水加重，可表现代谢性酸中毒。

二、护理评估

(一)健康史

了解患儿呕吐出现的时间、呕吐的程度及进展情况。评估患儿的营养状况及生长发育情况,了解家族中有无类似疾病发生。

(二)症状、体征

了解呕吐的次数、性质、量,大小便次数、量。评估营养状况,有无脱水及其程度。

(三)心理-社会评估

了解家长对患儿手术的认识水平及对治疗护理的需求。

(四)辅助检查

了解X线钡餐检查及B超检查结果,了解血气分析及电解质测定结果。

三、常见的护理问题

(1)有窒息的危险:与呕吐有关。

(2)营养失调:低于机体需要量与频繁呕吐,摄入量少有关。

(3)体液不足:与呕吐、禁食、术中失血失液、胃肠减压有关。

(4)组织完整性受损:与手术切口、营养状态差有关。

(5)合作性问题:切口感染、裂开或延期愈合。

四、护理措施

(一)术前

(1)监测生命体征变化,观察呕吐的情况,了解呕吐方式、呕吐物性质和量,并及时清除呕吐物。

(2)喂奶应少量多餐,喂奶后应竖抱并轻拍婴儿背部,促使胃内的空气排出,待打嗝后再平抱,以预防和减少呕吐的发生。睡眠时应尽量右侧卧,防止呕吐物误吸引起窒息。

(3)做好禁食、备皮、皮试等术前准备。

(二)术后

(1)术后应去枕平卧位,头偏向一侧,保持呼吸道通畅,监测血氧饱和度,清醒后可取侧卧位。

(2)监测体温变化,如体温不升,需采取保暖措施。

(3)监测血压、心率、尿量,评估黏膜和皮肤弹性。

(4)术后大多数患儿呕吐还可持续数天才能逐渐好转,评估呕吐的量、性质、颜色,及时清除呕吐物,防止误吸。

(5)进腹的幽门环肌切开术一般需禁食 24～48 小时、胃肠减压、做好口腔护理,并保持胃管引流通畅,观察引流液的量、颜色及性质。腹腔镜下幽门环肌切开术 6 小时后即可进食。奶量应由少到多,耐心喂养。

(6)保持伤口敷料清洁干燥,观察伤口有无红肿、渗血、渗液,避免剧烈哭闹,防止切口裂开。

(三)健康教育

(1)应该热情接待,耐心向家长介绍疾病发生、发展过程和手术治疗的必要性等;讲解该疾病的近、远期治疗效果是良好的,不会影响孩子的生长发育。

(2)向患儿家长仔细讲解术前准备的主要内容、注意事项、用药目的,充分与其沟通,取得家长积极配合。

(3)对家长进行喂奶的技术指导,注意喂乳方法,预防和减少呕吐的发生,防止窒息。

五、出院指导

(1)饮食指导:少量多餐,合理喂养。介绍母乳喂养的优点,提倡母乳喂养。4 个月后可逐渐添加辅食。

(2)伤口护理:保持伤口敷料清洁,切口未愈合时禁止浸水沐浴,小婴儿的双手要套上干净的手套,避免用手抓伤口导致发炎。如发现伤口红肿及时去医院诊治。

(3)按医嘱定期复查。

第二节　急性白血病

白血病是造血组织中某一系造血细胞滞留于某一分化阶段并克隆性扩增的恶性增生性疾病。它主要临床表现为贫血、出血、反复感染及白血病细胞浸润各组织、器官引起的相应症状。根据白血病细胞的形态及组织化学染色表现,可分为急性淋巴细胞性白血病和急性非淋巴细胞性白血病两大类。小儿以急性淋巴细胞性白血病为主(占75%)。病因及发病机制尚不完全清楚,可能与病毒感染、电离辐射、化学因素、遗传因素等引起免疫功能紊乱有关。

一、临床特点

(一)症状与体征

主要表现为乏力、苍白、发热、贫血、出血,白血病细胞浸润的表现为肝、脾、淋巴结肿大、骨关节疼痛。白血病细胞侵犯脑膜时可出现头痛及中枢神经系统体征。

(二)辅助检查

(1)血常规:白细胞计数明显增高或不高甚至降低,原始细胞比例增加,白细胞数正常或减少者可无幼稚细胞,血红蛋白和血小板计数常降低。

(2)骨髓常规:细胞增生明显或极度活跃,原始及幼稚细胞占有核细胞总数的30%以上。红细胞系及巨核细胞系极度减少。

(3)脑脊液:脑膜白血病时脑脊液压力>1.96 kPa(200 mmH_2O),白细胞计数>10×10^6/L,蛋白>450 mg/L,涂片找到原始或幼稚细胞。

二、护理评估

(一)健康史

询问患儿乏力、面色苍白出现的时间及体温波动情况。询问家族史,了解患儿接触的环境,家庭装修情况,既往感染史,所服的药物及饮食习惯。

(二)症状、体征

评估全身出血的部位、程度和相关伴随症状,有无头痛及恶心、呕吐,有无骨关节疼痛尤其是胸骨疼痛情况。评估患儿生命体征、脸色。

(三)心理-社会评估

评估家长对本病的了解程度及心理承受能力,评估患儿的理解力及战胜疾病的信心,评估家庭经济状况及社会支持系统情况。

(四)辅助检查

了解血常规、骨髓检查及脑脊液化验结果。

三、常见护理问题

(1)活动无耐力:与骨髓造血功能紊乱、贫血有关。

(2)疼痛:与白血病细胞浸润有关。

(3)营养失调:低于机体需要量,与疾病及化学治疗致食欲下降、营养消耗过多有关。

(4)有出血的危险:与血小板计数减少有关。

(5)有全身感染的危险:与中性粒细胞减少,机体抵抗力差有关。

(6)焦虑:与疾病预后有关。

(7)知识缺乏:缺乏白血病相关知识。

四、护理措施

(1)病情较轻或经治疗缓解者,可适当下床活动;严重贫血、高热及有出血倾向者,应绝对卧床休息。

(2)根据患者病情和生活自理能力为患者提供生活护理,如洗脸、剪指甲、洗头、床上擦浴、洗脚、剃胡子等。

(3)给予高蛋白、离热量、高维生素、易消化的食物。化学治疗期间饮食应清淡,鼓励患者多饮水。

(4)正确执行医嘱,密切观察各种药物疗效和不良反应。

(5)观察有无感染发生,监测体温,有无口腔溃疡、咽部及肺部感染的体征。

(6)保持口腔清洁卫生,进食后漱口,预防口腔黏膜溃疡。若化学治疗后出现口腔炎,可给予口腔护理及局部用溃疡散。

(7)保持大便通畅,必要时便后用1∶5 000的高锰酸钾溶液坐浴,防止发生肛裂及肛周感染。

(8)观察有无出血倾向,皮肤有无出血点,观察有无呕血、便血及颅内出血表现等。

(9)使用化学治疗药物时注意观察药物的不良反应,注意保护静脉。

(10)保持病室空气清新,每天定时开窗通风。严格限制探视和陪护人员,若患儿白细胞数低于1.0×10^9/L,应实施保护性隔离。

(11)做好心理疏导,引导患者积极配合治疗与护理。

第三节 再生障碍性贫血

再生障碍性贫血(aplastic anemia,AA)简称再障,是一种由多种原因引起的骨髓造血功能代偿不全，临床上出现全血细胞减少而肝、脾、淋巴结大多不肿大的一组综合征。它可继发于药物、化学品、物理或病毒感染等因素。按病程长短及症状轻重可分为急性再障和慢性再障。其发病机制可归纳为造血干细胞缺陷、造血微环境损害及免疫性造血抑制等。

一、临床特点

（一）症状

急性再障起病急，病程短，一般为1～7个月，贫血呈进行性加重，感染时症状严重，皮肤黏膜广泛出血，重者内脏出血。慢性再障起病缓慢，病程长，达一年以上，贫血症状轻，感染轻，皮肤黏膜散在出血，内脏出血少见。

（二）体征

急性再障1/3患儿可有肝轻度肿大（肋下1～2 cm），脾、淋巴结不肿大；慢性再障肝、脾、淋巴结均不肿大。

（三）辅助检查

（1）血常规：急性再障除血红蛋白下降较快外，须具备以下3项之中2项：①网织红细胞<1%、绝对值$<15\times10^9$/L。②白细胞计数明显减少，中性粒细胞绝对值$<0.5\times10^9$/L。③血小板计数$<20\times10^9$/L。慢性再障血红蛋白下降速度较慢，网织红细胞、白细胞、中性粒细胞及血小板计数常较急性型为多。

（2）骨髓常规：急性型多部位增生减低。慢性型至少一个部位增生不良，巨核细胞减少。均有三系血细胞不同程度减少。

（3）其他：骨髓造血干细胞减少。淋巴细胞亚群改变，出现$CD4^+/CD8^+$比值下降或倒置（$CD4^+\downarrow$，$CD8^+\uparrow$），慢性型主要累及B淋巴细胞。

二、护理评估

（一）健康史

询问家族史，了解母亲怀孕时期和患儿出生后服用过的各种药物，暴露过的环境，感染情况等。询问患儿乏力、面色苍白出现的时间，高热时的体温，鼻出血的程度及其他部位出血的伴随症状。

（二）症状、体征

测量生命体征，评估患儿贫血程度，皮肤、黏膜出血情况及有无内脏出血征象。

(三)心理-社会评估

评估患儿对疾病的耐受状况,评估患儿家长对本病的了解程度和焦虑程度,评估家庭经济状况及社会支持系统的情况。

(四)辅助检查

了解血常规、骨髓等各项检查结果,判断疾病的种类及严重程度。

三、常见护理问题

(1)活动无耐力:与骨髓造血功能不良、贫血有关。

(2)有出血的危险:与血小板计数减少有关。

(3)有感染的危险:与白细胞计数低下,机体抵抗力差有关。

(4)焦虑:与疾病预后有关。

(5)知识缺乏:缺乏疾病相关知识。

(6)自我形象紊乱:与服用雄激素及环孢素引起容貌改变有关。

四、护理措施

(1)按出血性疾病护理常规。

(2)做好保护性隔离,保持床单、衣服清洁和干燥,白细胞计数低时嘱戴口罩,减少探视,避免交叉感染,有条件者进层流室。

(3)特殊药物的应用及观察。

1)环孢素 A(CsA):总疗程至少 3 个月,应用时应注意以下几点:①密切监测肝肾功能情况,并及时反馈给医师。②减轻药物胃肠道反应:大孩子可于饭后服,婴幼儿可将 CsA 滴剂掺入牛奶、饼干、果汁内摇匀服用。③正确抽取血液以检测血药浓度:应在清晨未服药前抽取 2 mL 血液,盛于血药浓度特殊试管内摇匀及时送检。④服药期间应避免进食高钾食物、含钾药物及保钾利尿剂,以防高血钾发生。⑤密切监测血压变化,注意有无头痛、恶心、痉挛、抽搐、惊厥等,以防高血压脑病的发生。

2)抗胸腺细胞免疫球蛋白(ATG):本制剂适用于血小板计数$>10\times10^9/L$的病例。常见的不良反应有变态反应和血清病样反应。在应用 ATG 时应注意以下几点:①静脉输注 ATG 前,应遵医嘱先用日需要量的皮质醇和静脉抗组织胺类药物,如氢化可的松、异丙嗪等。②选择大静脉缓慢滴注,开始时速度宜慢,根据患儿对药物的反应情况调节速度,使总滴注时间不短于 4 小时。③密切观察患儿面色、生命体征变化,观察有无寒战、高热、心跳过速、呕吐、胸闷、气急、血压下降等，如有不适应及时通知医师，减慢滴速或暂停输液，必要时予心肺监护、吸氧、降温等。一般这些反应经对症处理后逐渐好转。④输液过程中应注意局部有无肿胀外渗。一旦渗出应重新穿刺，局部用25%的硫酸镁湿敷，尽量选择粗大的静脉，以避免血栓性静脉炎的发生。⑤观察血清病样反应发生：于初次使用后7～15天，患儿若出现发热、瘙痒、皮疹、关节痛、淋巴结肿大，严重者出现面部及四肢水肿、少尿、喉头水肿、哮喘、神经末梢炎、头痛、谵妄，甚至惊厥，应考虑血清病样反应。一旦发生，应立即报告医师，及时处理。

(4)健康教育。①疾病相关知识宣教：疾病确诊后应向家长讲解引起再障的各种可能因素，尽可能找到致病因素，避免再次接触，向家长宣传再障治疗的新进展，树立战胜疾病的信心。②宣传做好各种自我防护的必要性：如白细胞数低时能使患儿自觉戴上口罩或进层流室隔离，血小板计数降至50×10^9/L以下时减少活动，卧床休息。③做好各种治疗、用药必要性的宣教：向家长详细说明使用免疫抑制剂及雄激素等药物可能会出现的各种并发症及应对措施，以减轻患儿及家长的顾虑，积极配合治疗。

五、出院指导

(1)饮食指导：除遵守饮食护理原则外，可吃些红枣、带衣花生、黑木耳等补血食物，以促进造血；多食菌类食物及大蒜等，增强机体抵抗力，应用激素时需补充钙剂及含钙丰富的食物。

(2)运动指导：适当运动，劳逸结合，促进骨髓血循环，促进造血。

(3)环境及温度：居室及周边环境空气新鲜，温度适宜，定时通风换气。不去公共场所，注意冷暖，及时增减衣服，防止感冒、发热。

(4)卫生指导：注意个人卫生，勤换内衣，勤剪指甲，不用手指甲挖鼻，不用力搔抓皮肤。

(5)就医指导：定时复查血常规，如有异常及时就医。按医嘱定时服药，正确掌握服药的方法，不随意增减药量，用药过程如出现较严重的不良反应，应及时来院咨询。

(6)告知药物不良反应：长期应用环孢霉素及雄激素类药物会出现容貌改变及多毛、皮肤色素沉着、牙龈肿胀、乳腺增生、水、钠潴留、手足烧灼感、震颤、肌肉痉挛及抽搐、高血压及头痛等，告知家长对于药物引起的体形及容貌方面的改变停药后会逐渐恢复，不必为此担忧而擅自停药，其他不良反应严重时应及时来院就诊。

(7)病情稳定时可予中药调理。

第四节　溶血性贫血

溶血性贫血是由于红细胞破坏增多、增快，超过造血代偿能力所发生的一组贫血。按发病机制可分为葡萄糖-6-磷酸脱氢酶缺陷症、免疫性溶血性贫血等。

一、临床特点

(一)葡萄糖-6-磷酸脱氢酶缺陷症

葡萄糖-6-磷酸脱氢酶(G-6-PD)缺陷症是一种伴性不完全显性遗传性疾病，因缺乏G-6-PD致红细胞膜脆性增加而发生红细胞破坏，男性多于女性。临床上可分为无诱因的溶血性贫血、蚕豆病、药物诱发和感染诱发等溶血性贫血及新生儿黄疸5种类型。此病在我国广西壮族自治区、海南岛黎族、云南省傣族为最多。

1.症状和体征

发病年龄越小，症状越重。患儿常有畏寒、发热、恶心、呕吐、腹痛和背痛等，同时出现血红蛋白尿，尿呈酱油色、浓茶色或暗红色。血红蛋白迅速下降，多有黄疸。极重者甚至出现惊厥、休克、急性肾衰竭和脾大，如不及时抢救可于1～2天死亡。

2.辅助检查

(1)血常规：溶血发作时红细胞与血红蛋白迅速下降，白细胞计数可增高，血小板计数正常或偏高。

(2)骨髓常规：粒系、红系均增生，粒系增生程度与发病年龄呈负相关。

(3)尿常规：尿隐血试验60%～70%呈阳性。严重时可导致肾功能损害，出现蛋白尿、红细胞尿及管型尿，尿胆原和尿胆红素增加。

(4)血清游离血红蛋白增加，结合珠蛋白降低，Coombs试验阴性，高铁血红蛋白还原率降低。

(二)免疫性溶血性贫血

由于免疫因素如抗体、补体等导致红细胞损伤、寿命缩短而过早地破坏。产生溶血和贫血症状者称为免疫性溶血性贫血，常见为自身免疫性溶血性贫血。

1.症状和体征

多见于2～12岁的儿童，男性多于女性，常继发于感染尤其是上呼吸道感染后，起病大多急骤，伴有虚脱、苍白、黄疸、发热、血红蛋白尿等。病程呈自限性，通常2周内自行停止，最长不超过6个月。溶血严重者可发生急性肾功能不全。

2.辅助检查

(1)血常规：大多数病例贫血严重，血红蛋白<60 g/L，网织红细胞可高达50%。慢性迁延型者严重时可发生溶血危象或再生障碍性贫血危象，可出现类白血病反应。

(2)红细胞脆性试验：病情进展时红细胞脆性增加，症状缓解时脆性正常。

(3)Coombs试验：大多数直接试验强阳性，间接试验阴性或阳性。

二、护理评估

(一)健康史

询问家族中有无类似患儿；有无可疑药物、食物接触史，如注射维生素K或接触樟脑丸或食用过蚕豆及其蚕豆制品；最近有无上呼吸道感染史；发病季节。

(二)症状、体征

评估患儿有无畏寒、发热、面色苍白、黄疸、茶色尿和腹痛、背痛及其程度与性质，有无脏器衰竭的表现。

(三)心理-社会评估

评估患儿家长对本病的了解程度，家庭经济状况及社会支持系统。

(四)辅助检查

了解血红蛋白、红细胞、网织细胞数量、骨髓化验结果、尿常规等。

三、常见护理问题

(1)活动无耐力：与贫血致组织缺氧有关。

(2)体温过高：与感染、溶血有关。

(3)有肾脏受损危险：与血红蛋白尿有关。

(4)焦虑：与病情急、重有关。

(5)知识缺乏：家长及患儿缺乏该疾病相关知识。

(6)自我形象紊乱：与长期应用大剂量糖皮质激素，引起库欣貌有关。

四、护理措施

(1)急性期卧床休息，保持室内空气新鲜，避免受凉，血红蛋白低于70 g/L者应绝对卧床休息，减少耗氧量。

(2)明确疾病诊断及发病原因后，G-6-PD 缺陷者应避免该病可能的诱发因素如感染，服用某些具有氧化作用的药物、蚕豆等。

(3)溶血严重时要密切观察生命体征、尿量、尿色的变化并记录。若每天尿量少于250 mL/m²，或学龄儿童每天＜400 mL，学龄前儿童＜300 mL，婴幼儿＜200 mL，应警惕急性肾衰竭的可能，要控制水的入量(必要时记 24 小时出入液量)，注意水、电解质紊乱，防止高钾血症，遵医嘱纠正酸中毒，及时碱化尿液以防急性肾衰竭。

(4)自身免疫性溶血性贫血患儿应遵嘱及时应用免疫抑制剂，并观察免疫抑制剂，如糖皮质激素、CsA、环磷酰胺(CTX)等药物的不良反应。

(5)溶血严重时应立即抽取血交叉，遵嘱输洗涤红细胞并做好输血相关护理。

(6)行脾切除的患儿应做好术前、术后的护理。

(7)健康教育：①疾病确诊后应向家长讲解引起溶血性贫血的各种可能因素，尽可能找到致病因素，避免感染，G-6-PD 缺乏患儿应避免服用氧化类药物、蚕豆，避免接触樟脑丸等，以免引起疾病复发。②告知家长该病的相关症状及干预措施，如血红蛋白低时应绝对卧床休息，出现腹痛、腰酸、背痛、尿色变化时应及时告知医护人员。③做好各种治疗、用药知识的宣教，向家长详细说明使用激素及其他免疫抑制剂等药物可能会出现的各种并发症及应对措施，以减轻患儿及家长的顾虑，积极配合治疗。④做好脾切除的术前、术后健康宣教。

五、出院指导

(1)饮食指导：给以营养丰富，富含造血物质的食物。G-6-PD 缺陷症患儿(蚕豆黄)应避免食用蚕豆及其制品，避免应用氧化类的药物(磺胺类、呋喃类、奎宁、解热镇痛类、维生素 K 等)，小婴儿要暂停母乳喂养(疾病由母亲食用蚕豆后引起者)，防止接触樟脑丸。

(2)脾大的患儿平时生活中要注意安全，防止外伤引起脾破裂。脾切除患儿免疫功能较低，应注意冷暖，做好自身防护，避免交叉感染。

(3)定期检查血常规(包括网织细胞计数)，如发现面色发黄、血红蛋白低于70 g/L 应来院复诊，必要时输血治疗。

(4)G-6-PD 缺陷症的患儿要随身携带禁忌药物卡。

(5)自身免疫性溶血病患儿要按医嘱继续正确用药，注意激素药物的不良反应(高血压、高血糖、精神兴奋、库欣貌、水肿等)。告知家长，服药后引起的容貌改变是暂时的，不能擅自停药或减药，以免病情反复或出现其他症状；如出现发热及严重药物不良反应应及时来院就诊。

第五节 营养性贫血

贫血是指单位容积中红细胞数、血红蛋白量低于正常或其中一项明显低于正常。营养性贫血是由于各种原因导致造血物质缺乏而引起的贫血，如缺铁引起营养性缺铁性贫血，缺乏叶酸、维生素 B_{12} 引起营养性巨幼红细胞贫血等。

一、临床特点

(一)营养性缺铁性贫血

营养性缺铁性贫血是体内铁缺乏致使血红蛋白合成减少而发生的一种小细胞低色素性贫血。临床上除出现贫血症状外，还可因含铁酶活性降低而出现消化道功能紊乱、循环功能障碍、免疫功能低下，出现精神神经症状及皮肤黏膜病变等一系列非血液系统的表现。可由早产、喂养不当、摄入不足、偏食、吸收障碍、失血等原因引起。

1.症状和体征

发病高峰年龄在 6 个月～2 岁，贫血呈渐进性，患儿逐渐出现面色苍白，不爱活动，食欲缺乏，甚至出现异食癖。新生儿或小婴儿可有屏气发作；年长儿童可诉头晕、目眩、耳鸣、乏力等，易患各种感染。患儿毛发干枯，缺乏光泽，脉搏加快，心前区可有收缩期吹风样杂音，贫血严重时可有心脏扩大和心功能不全，肝脾淋巴结可轻度肿大。

2.辅助检查

(1)血常规：红细胞、血红蛋白低于正常，血红蛋白减少比红细胞减少更明显。红细胞体积小、含色素低。白细胞和血小板计数正常或稍低。

(2)骨髓常规：涂片见幼红细胞内、外可染铁明显减少或消失。幼红细胞比例增多，有核细胞增生活跃。

(3)其他：血清铁蛋白减少(＜12 μg/L)，血清铁减低(＜50 μg/dL)，总铁结合力增高(＞62.7 μmol/L)，运铁蛋白饱和度降低(＜15%)，红细胞游离原卟啉增高(＞9 μmol/L)。

(二)营养性巨幼红细胞性贫血

营养性巨幼红细胞性贫血又称大细胞性贫血，主要由叶酸和/或维生素 B_{12} 直接或间接缺乏所致，大多因长期单一母乳喂养而导致直接缺乏引起。临床除有贫血表现外，还常伴有精神、神经症状。

1.症状、体征

好发于6个月～2岁的婴幼儿，病程进展缓慢，逐渐出现贫血，面部水肿，常有厌食、恶心、呕吐、腹泻，偶有吞咽困难、声音嘶哑。患儿面色蜡黄，烦躁不安，表情呆滞，舌、肢体颤抖，食欲差，疲乏无力，呼吸、脉搏快，舌面光滑，头发稀黄。肝脾淋巴结及心脏病变同缺铁性贫血。维生素 B_{12} 缺乏可出现明显的精神神经症状及智力障碍。

2.辅助检查

(1)血常规：红细胞较血红蛋白降低得更明显，红细胞体积增大，中央淡染区缩小。粒细胞及血小板计数减少，出血时间延长。

(2)骨髓常规：骨髓细胞大多数代偿性增生旺盛，均有红细胞巨幼变。

(3)其他：血清叶酸及维生素 B_{12} 含量减低，胃酸常减低，个别内因子缺乏。

二、护理评估

(一)健康史

询问母亲怀孕时期的营养状况及患儿出生后的喂养方法和饮食习惯，有无饮食结构不合理或患儿偏食导致铁、叶酸、维生素 B_{12} 长期摄入不足。对小婴儿则应询问有无早产、多胎、胎儿失血等引起先天储铁不足的因素，了解有无因生长发育过快造成铁相对不足及有无慢性疾病如慢性腹泻、肠道寄生虫、反复感染使铁丢失、消耗过多或吸收减少等现象。了解患儿乏力、面色苍白出现的时间。

(二)症状、体征

评估贫血程度，注意患儿面色、皮肤、毛发色泽，评估有无肝、脾大等其他系统受累的表现。

(三)心理-社会评估

了解家长对本病相关知识的熟知程度，评估家长的焦虑水平及患儿对疾病的承受能力。

(四)辅助检查

了解各项相关检查如血红蛋白值、红细胞数量及形态变化、骨髓变化等。

三、常见护理问题

(1)活动无耐力:与贫血致组织缺氧有关。

(2)营养失调:低于机体需要量,与相关元素供应不足、吸收不良、丢失过多或消耗增加有关。

(3)有感染的危险:与营养失调、免疫功能低下有关。

(4)知识缺乏:缺乏营养知识。

四、护理措施

(一)注意休息,适当活动

应根据患儿的病情制订适合个体的运动方案。贫血较轻者,对日常活动均可耐受,但应避免剧烈运动,以免疲乏而致头晕目眩;严重贫血或因贫血已引起心功能不全者,应注意休息,减少活动,有缺氧者酌情吸氧。

(二)饮食护理

应予高蛋白、高维生素、适量脂肪的食物,营养搭配应均衡,纠正患儿偏食、挑食等不良饮食习惯,多吃含铁或含叶酸、维生素 B_{12} 丰富的食物。积极治疗原发病如胃炎、腹泻、感染等,促进营养物质的吸收和利用。巨幼红细胞性贫血患儿伴有吞咽困难者要耐心喂养,防止窒息。

(三)铁剂应用的注意事项

(1)铁剂对胃肠道有刺激,可引起胃肠道反应及便秘或腹泻,故口服铁剂应从小剂量开始,在两餐之间服药。

(2)可与稀盐酸和/或维生素 C 同服以利吸收,忌与抑制铁吸收的食物同服,如茶、咖啡、牛奶等。

(3)注射铁剂时应精确计算剂量,分次深部肌内注射,每次应更换注射部位,以免引起组织坏死。首次注射后应观察 1 小时,以免个别患儿因应用右旋糖酐铁引起过敏性休克的发生。

(4)疗效的观察:铁剂治疗 1 周后可见血红蛋白逐渐上升,血红蛋白正常后继续服用铁剂2 个月,以增加储存铁,但需防止铁中毒。如用药 3~4 周无效,应查找原因。

(四)安全护理

巨幼红细胞性贫血患儿伴有精神、神经症状者要做好安全防护工作，防止摔伤、跌伤、烫伤等；对智障者要有同情心和耐心，积极争取患儿配合治疗和护理。

(五)输血护理

严重贫血(血红蛋白＜70 g/L)或因贫血引起心功能不全者，应少量多次输血，以减轻慢性缺氧。输血时注意点滴速度要缓慢(＜20 滴/分)，并注意观察输血不良反应。

(六)健康教育

(1)疾病相关知识：疾病确诊后应向家长讲解引起营养性贫血的各种因素，积极查找和治疗原发病，宣教合理饮食的重要性，纠正不良饮食习惯。

(2)治疗与用药相关知识：向家长详细说明骨髓穿刺的重要性，使家长积极配合，尽快明确病因；说明应用铁剂可能会出现的不良反应，如胃肠道反应、便秘、腹泻、牙黑染、大便呈黑色等，以消除患儿及家长的顾虑，积极配合治疗；告知减轻或避免服用铁剂不良反应的应对措施，如餐后服，用吸管吸取，避免与牙齿接触。

(3)教育和培训：对于智力低下、身材矮小、行为异常的患儿应耐心教育和培训，不应歧视和谩骂，帮助患儿提高学习成绩，过正常儿童的生活，养成良好的性格和行为。

五、出院指导

(一)饮食指导

遵守饮食护理原则，多吃些含铁丰富的食物，如红枣、花生、黑木耳、猪肝、各种动物蛋白、豆类等以促进造血。维生素 C、氨基酸、果糖、脂肪酸可促进铁吸收，可与铁剂或含铁食品同时进食，忌与抑制铁吸收的食物如茶、咖啡、牛奶、蛋类等同服。婴幼儿时应及时添加含铁丰富的辅食，提倡母乳喂养。富含叶酸及维生素 B_{12} 的食物有红苋菜、龙须菜、菠菜、芦笋、豆类、酵母发酵食物及苹果、柑橘等。应用叶酸时需补充铁剂及含钾丰富的食物。

(二)运动指导

适当运动，劳逸结合，增强机体抵抗力，促进骨髓血循环，促进造血。

(三)环境及温度

居室及周边环境空气新鲜，温度适宜，定时通风换气。不去公共场所，注意冷暖，及时增减衣服，防止感冒、发热。

(四)用药就医指导

定时复查血常规，如有异常及时就医。按医嘱定时服药，正确掌握服药的方法，不随意增加药量，以防铁中毒。巨幼红细胞性贫血者须每3天肌内注射维生素 B_{12} 1次，共2～3周，伴有神经系统症状者可加用维生素 B_6，适当加服铁剂以供制造红细胞所用，多食含钾丰富的食物，如香蕉、橘子、含钾饮料等。用药过程如出现较严重的不良反应，应及时来院咨询。

参考文献

[1] 肖芳,程汝梅,黄海霞,等.护理学理论与护理技能[M].哈尔滨:黑龙江科学技术出版社,2022.

[2] 张文燕,冯英,柳国芳,等.护理临床实践[M].青岛:中国海洋大学出版社,2019.

[3] 窦超.临床护理规范与护理管理[M].北京:科学技术文献出版社,2020.

[4] 黄俊蕾,赵娜,李丽沙.新编实用临床与护理[M].青岛:中国海洋大学出版社,2019.

[5] 万霞.现代专科护理及护理实践[M].开封:河南大学出版社,2020.

[6] 单既利,王广军,肖芳,等.实用儿科诊疗护理[M].青岛:中国海洋大学出版社,2019.

[7] 张苹蓉,卢东英.护理基本技能[M].西安:陕西科学技术出版社,2020.

[8] 苗蓓蓓,张蔚,刘振波.现代护理教学与临床实践[M].北京/西安:世界图书出版公司,2019.

[9] 孙丽博.现代临床护理精要[M].北京:中国纺织出版社,2020.

[10] 王姗姗.实用内科疾病诊治与护理[M].青岛:中国海洋大学出版社,2019.

[11] 王婷,王美灵,董红岩,等.实用临床护理技术与护理管理[M].北京:科学技术文献出版社,2020.

[12] 白志芳.实用临床护理技术与操作规范[M].长沙:湖南科学技术出版社,2019.

[13] 任潇勤.临床实用护理技术与常见病护理[M].昆明:云南科技出版社,2020.

[14] 周晓露,洪爱蓉.护理管理[M].重庆:重庆大学出版社,2019.

[15] 廖喜琳,刘武,周琦.护理综合实训指导[M].西安:西安交通大学出版社,2020.

[16] 王春雷.实用护理技术与护理教学[M].长春:吉林科学技术出版社,2019.

[17] 蔡华娟,马小琴.护理基本技能[M].杭州:浙江大学出版社,2020.
[18] 魏晓莉.医学护理技术与护理常规[M].长春:吉林科学技术出版社,2019.
[19] 吴欣娟.临床护理常规[M].北京:中国医药科技出版社,2020.
[20] 吴小玲.临床护理基础及专科护理[M].长春:吉林科学技术出版社,2019.
[21] 张书霞.临床护理常规与护理管理[M].天津:天津科学技术出版社,2020.
[22] 彭旭玲.现代临床护理要点[M].长春:吉林科学技术出版社,2019.
[23] 王庆秀.内科临床诊疗及护理技术[M].天津:天津科学技术出版社,2020.
[24] 张蕾.实用护理技术与专科护理常规[M].北京:科学技术文献出版社,2019.
[25] 程娟.临床专科护理理论与实践[M].开封:河南大学出版社,2020.
[26] 陈荣珠,朱荣荣.妇产科手术护理常规[M].合肥:中国科学技术大学出版社,2020.
[27] 王静.手术室护理用书[M].北京:科学技术文献出版社,2020.
[28] 彭德飞.临床危重症诊疗与护理[M].青岛:中国海洋大学出版社,2020.
[29] 潘洪燕,龚姝,刘清林,等.实用专科护理技能与应用[M].北京:科学技术文献出版社,2020.
[30] 赵安芝.新编临床护理理论与实践[M].北京:中国纺织出版社,2020.
[31] 王林霞.临床常见病的防治与护理[M].北京:中国纺织出版社,2020.
[32] 王艳.常见病护理实践与操作常规[M].长春:吉林科学技术出版社,2020.
[33] 王丹丹.现代护理学理论与基础医学研究[M].汕头:汕头大学出版社,2020.
[34] 杨秀霞.现代妇产科护理技术与应用[M].汕头:汕头大学出版社,2020.
[35] 尹玉梅.实用临床常见疾病护理常规[M].青岛:中国海洋大学出版社,2020.
[36] 彭先美.先天性巨结肠患儿结肠回流灌洗的研究进展[J].中国实用医药,2020,15(16):194-196.
[37] 裴娇妍.产科护理对妊娠合并症产妇母乳喂养认识的干预效果[J].中国医药指南,2020,18(28):170-171.
[38] 李鑫,熊莉娟,何嘉,等.疾病诊断相关分组在护理管理中的应用进展[J].中华护理杂志,2020,55(4):636-640.
[39] 宋春丽.全程优质护理在肝硬化护理中的应用效果[J].中国医药指南,2020,18(28):164-165.
[40] 韩丽娟.子宫肌瘤患者围手术期护理的研究进展[J].中国城乡企业卫生,2020,35(3):50-52.